わるい医者から命を守る65の知恵

医師・元厚生労働省医系技官
木村盛世
Kimura Moriyo

ビジネス社

はじめに

「医療は誰のためにあるのか？」コロナ流行が始まったときから、私の頭からこの問いが消えることはありませんでした。

日本医師会は、〝世界に誇れる日本の医療制度〟と謳《うた》い、ホームページに以下のような文章を載せています。

「人生にはさまざまな健康のリスクがあります。でもそんな時、日本では保険証さえあれば、『いつでも』『誰でも』必要な医療サービスを受けることができます。私たちにとっては当たり前のことですが、海外と比べてとても恵まれています。（後略）」

確かに、日本では健康保険証を持っていれば、大学病院をはじめとする総合病院にも、安価な自己負担でかかることができます。アメリカでは1回呼べば1000ドルを下らない救急車も、日本は無料で、かつ迅速に来てくれます。アメリカでは高額なお金を払っても、救急車はよほど待たない限り来てくれません。

ところが、このように素晴らしい日本の医療が、コロナ流行下においては、全くと言ってよいほど機能しませんでした。政府の発表数から見れば、欧米の100分の1程度の感染者数で推移してきました。しかし、世界で最も多い160万床というベッド数を持ちながら、日本医師会が誇る日本の医療体制は耐えられなかったのです。医療崩壊を防ぐために、複数回緊急事態宣言が出されました。

なぜなのでしょうか？　それは、各国のような医療総動員が行われなかったからです。新種の風邪コロナに対して、多くの人が免疫を持たず、感染が広がりやすく、それに伴って重症者数も増えます。ところが、この風邪ウイルスに対して立ち向かったのは、ごく一部の医療機関だけでした。言い換えれば、多くの医療機関は、風評被害などの不利益を恐れて、コロナ患者を受け入れませんでした。

幾たびかの変異を繰り返していくうちに、致死率や重症化率を見れば、新型コロナは通常のインフルエンザ以下の感染症になってきました。世界は新型コロナを通常の病気として受け入れ、社会も日常を取り戻しています。コロナ感染を徹底的に抑え込んできた中国も、その政策を180度転換し、社会経済を回す方向に舵をとりました。

ところが日本は、いまだに風邪のウイルスで、インフルエンザの致死性よりも低くなった感染症を、バイオテロの兵器のような扱いを続けています。医療機関に入院の際はPC

R検査でコロナかどうかを確認する、また、医療機関の多くは、院内感染を恐れて、面会を厳しく制限しています。

他の風邪コロナウイルス同様、重症者は高齢者が最も多いです。年間10万人が肺炎で亡くなる状況下で、風邪をこじらせて死亡する高齢者は、10〜20％は毎年存在するのです。現在までの新型コロナ総死亡者は6万158人（2023年1月9日）ですので、平均すれば年間2万人以下となります。この値を見ても、新型コロナが通常の感染症であることは明らかです。

日本は世界で最も高齢化が進んだ国であり、65歳以上の高齢者は人口の30％を占めます。人間は不死ではないので、いつかは死がおとずれます。人生の最期を管につながれて終わらないよう、国は在宅医療を進めてきました。ところが、コロナ登場によって、最後を家族や友人に看取られて迎える、という人として当然許されるべきことも、許されなくなりました。

医療崩壊を防ぐため、感染を抑えることが国の第一義となり、人の自由は制限され、入院したら誰とも会えずに人生の最期を迎えることが余儀なくされるようになりました。コロナ死は忌むべく死として、特別に扱われています。医療とは、人の最低限の幸せも犠牲にしてまで守るものなのでしょうか？

近代医療の無力さを示すもう一つの出来事がありました。コロナへの恐怖心を掻き立てる報道が繰り返された影響も強くあって、緊急事態宣言が発出される前から日本人は自粛を始めました。特に高齢者の多くは感染を恐れて外出を控えるようになりました。定期的な通院もやめるようになりました。その結果、２０２１年は総死亡者が減少したのです。医療機関受診が控えられ、投薬治療などが中断されたことにより人は死ななくなったのです。この事実は〝夕張パラドクス〟を再現するものでした。

私は医師としての職業に誇りを持っています。それは、医療は人を幸せにするためにあり、その最も重要な職責を持つのが医師だからです。

この本を手に取られた皆さんが、幸福な人生を送るための医療とは何か、を考えるきっかけになれば、一医療者としてこれほどの幸せはありません。

２０２３年１月10日　脱稿

木村　盛世

目次

第2章　今さら聞けない、コロナ対策のギモン

第3章　日本の医療はガラパゴス!?　日本の常識は世界の非常識

第1章

信じていいの？
日本の医療に関するギモン

1

日本でいまだにコロナ騒ぎが終わらないのは、感染対策がゆるいせいですか？

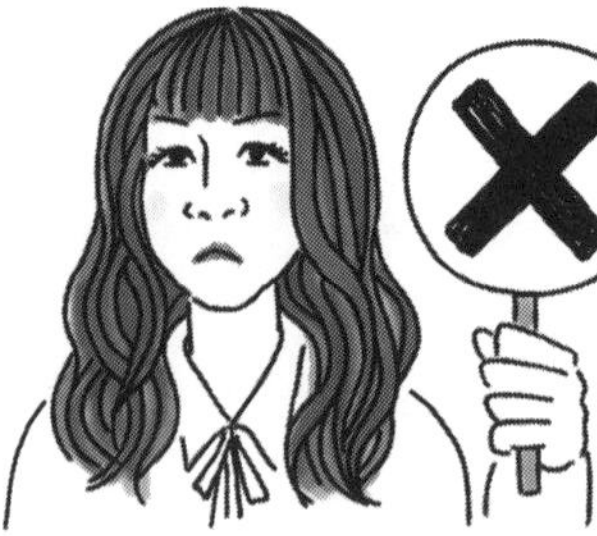

日本でコロナ騒ぎが終わらないのは、感染効果にエビデンスもないマスクをいつまでも外させない雰囲気をつくっている、「同調圧力」のせいです。マスクを外せるようにならないと、コロナ騒ぎは終わらないと思います。

コロナ騒ぎが終わらない理由には「マスクを外せない」ことのほかに、これだけ騒いでしまったから、人々がもうコロナを怖がってしまって、恐怖感が消えないという理由もあるでしょう。マスクの感染予防効果の「科学的根拠」、つまりエビデンスレベルは強固ではありません。マスクで少しは感染を防げるかもしれないと言われていますが、エビデンスはないのです。ですから、強要する理由はないと思います。

2022年11月に、第81期名人戦A級順位戦で、佐藤天彦九段が対局中にマスクを一定時間外したために反則負けとなったという「決まり手がマスク不着用指摘」がありましたね。「勝負師として勝ちにこだわった結果と言えるが将棋差しとして一生の汚点になったと言える」というコメントもあって（笑）。もう「やれやれ……」って感じです。

屋外ではマスクなしで、子供の送り迎えをしているお母さんたちなども増えてきてはいますが、それでもやっぱりマスクをしていないと白い目で見られるみたいです。

これはもう、政治家とか警察官などの公務員がまずマスクを外さない限り、難しいですよね。

国会は毎日国民が見ているわけだから、あそこで議員がみんな外せばいい。でも、永田町と霞が関の無責任気質からして、責任を取るのがみんな嫌だからなかなか外さないでしょう。

マスクが終わらないことには、コロナ騒ぎは終わらないと思います。日本は世界最大の同調圧力国家です。

以前は、インフルエンザが流行《はや》る頃には花粉症の人、埃がたつ工事現場で働く人などが自己判断でマスクを着けていたわけです。新型コロナもあれにならえばいいと思います。私は全部の人に「マスクを外しなさい」と言うつもりはありません。

もう一つのコロナ騒ぎが終わらない理由として、厚労省が新型コロナを普通の病気として扱わないようにしていることがあります。

厚労省と医師会は一心同体と言ってもよく、厚労省は医師会のほうを向いて仕事をしていますから、医師会が嫌なことはやりたくない。医師会の会員の多くは、開業医です。最初、開業医は発熱外来をするのを嫌だと言っていたけれども、今になってみるともう、発熱外来をすることで患者を繋ぎとめているところがあります。

診療報酬が増えるということがわかってきた医師会、開業医たちは、もう発熱外来を手放したくないんですよね。それが新型コロナをなかなか2類から5類にすること（正確には感染症法に照らし合わせて「2類相当」になっているのを特措法から外すこと）ができない理由の一つでもあります。

もりよのひとこと

岸田総理、あなたからマスクを外してください。

2

中国のゼロコロナ対策で、コロナ感染は抑えられたのですか？

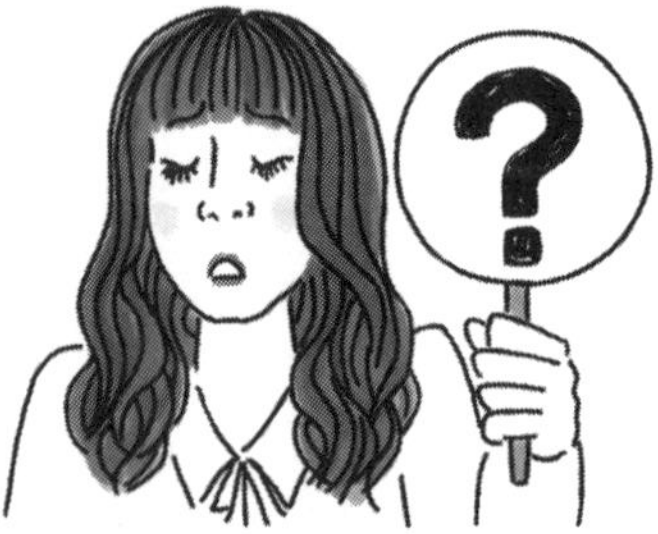

中国のゼロコロナ（抑圧戦略）とスウェーデンの緩和政策は、感染症対策としては成功策だったと思います。日本がスウェーデンのように何にもしなかったらどうだったかという検証は難しいですが、スウェーデンが成功例なら、費用対効果に関しては何もしなかったほうが良かったかもしれないですね。

新型コロナの感染対策は主に3つあります。

① 中国が行った、徹底したロックダウンを行う「ゼロコロナ戦略」
② スウェーデンが行った、持続可能性を重視してロックダウンは行わない「緩和戦略」
③ 日本や欧米諸国が行った、ロックダウンを行ったり緩和したりの「ジグザク戦略（広義の緩和戦略）」

中国の政策を批判する人は多いですが、人が人と接触する機会が少なくなれば当然感染の機会は少なくなるので、感染者は減ります。感染者が出たら徹底的に人を遮断して、コロナをゼロに抑えていくという中国のゼロコロナ戦略は、効果的だったと思います。

感染者を増やさない意味では正しいと思いますが、経済的に大変で、中国だから行えた政策だと思います。11月ごろから国民の抗議デモが活発化して、中国はゼロコロナから一転して、2023年1月8日にすべての感染の抑え込みを撤廃しました。

各国を見て、ジグザグ戦略をやっても何もしなくても変わらないことが明らかになったためでしょう。

図のように、何らかの感染抑制を行った場合（A）と、何も行わなかった場合（B）を比べると、Aは山が低くなりますが、感染の収束は長引きます。対してBは山は高いですが、感染の収束は早くなります。

重要なのは、A、Bの山の面積は同じということです。感染症から誰も逃れられないというのはこのことです。

ただ、中国のすごいところは、これまでの政策をデータとして全部把握できるところです。

研究結果からどんどん論文も出せるし、ワクチン開発ができたことで日本より数段上です。研究者だって

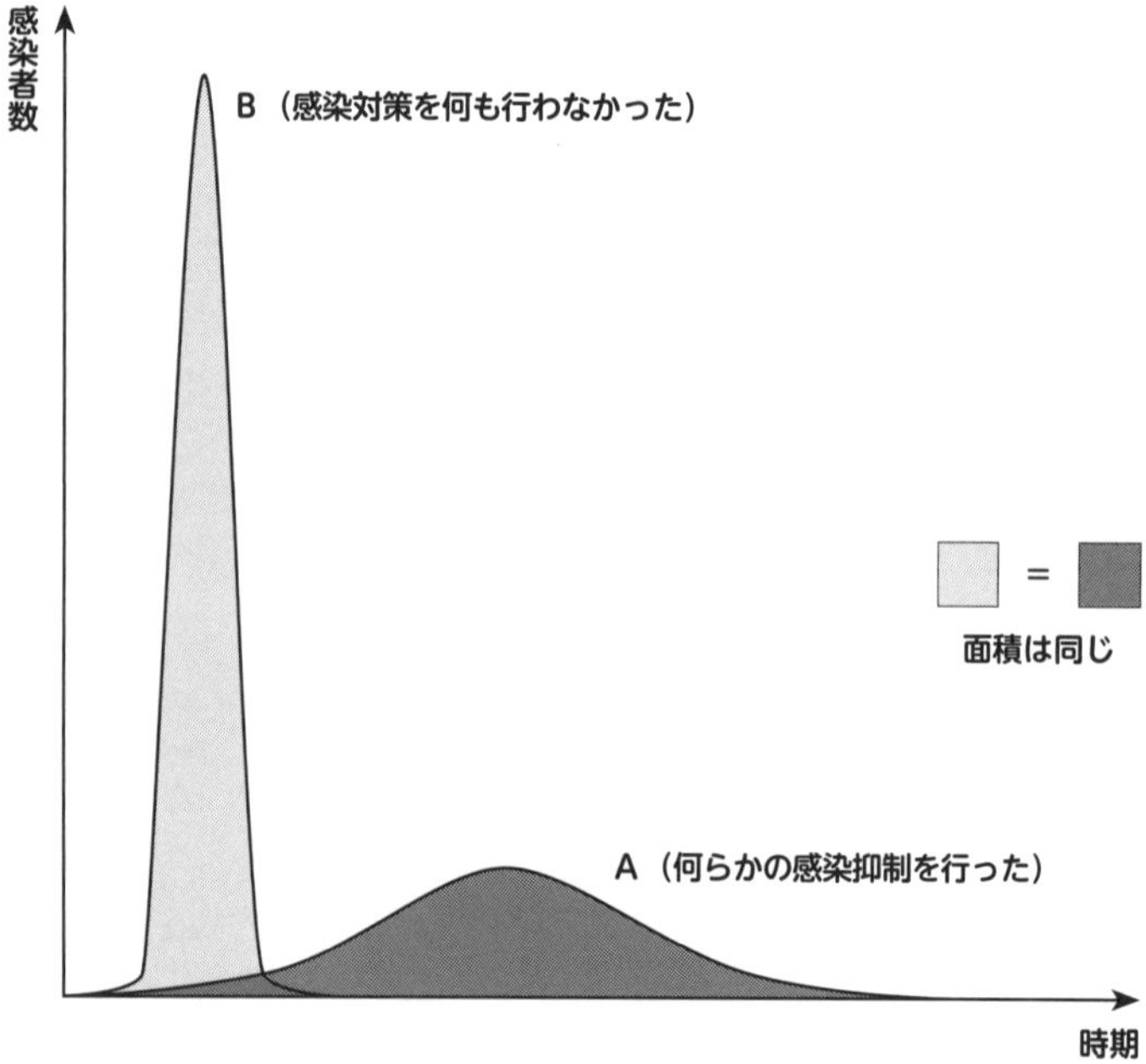

図　感染抑制を行った場合と何も行わなかった場合

中国には集まるのですから。

一方で、スウェーデンではいわゆるきついことはほとんどしませんでした。他の多くの国はきついことしたり緩めたりを繰り返すジグザク戦略をとったのですが、緩和戦略とジグザグ戦略を見ると、結局どっちも効果はあまり変わりませんでした。それから考えると、スウェーデンの緩和戦略は正しかったということになります。

スウェーデンは患者が増えすぎて失敗策のように言われましたが、人の生活や幸福を継続させ、社会を回したことにおいて、私は一番の成功例だと思います。

もりよのひとこと

ジグザグ戦略をしていた諸外国も今は止めているのに、日本はいまだにジグザク。

3

日本のコロナ対策は成功でしょうか？

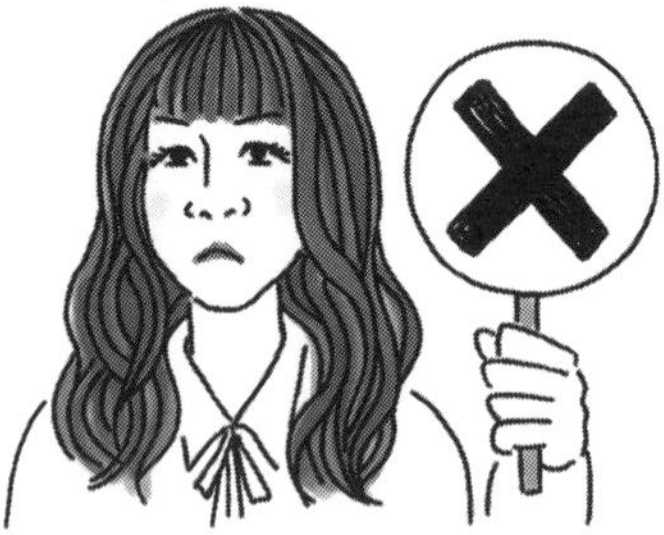

中国も新型コロナを通常の病気として受け入れている今、新型コロナを特別視している日本は、世界から取り残されました。待っているのは、増税、不況です。

ジグザグ戦略（2参照）をしていた他の国は、人の流れを止めている間に、コロナ専門病院をつくる、新型コロナ感染者があふれる一定期間は、すべての科の医師がコロナに集中するという、医療供給体制を整える対策をしました。

人の動きを止めると、一時的に感染は減ります。ロックダウンの目的は、感染を止めて、その間に医療キャパシティを何とかすることなのですが、日本は緊急事態宣言をしても、その間に医療キャパシティを結局増やせませんでした。

「緊急事態宣言をやれば、いつの間にかコロナがいなくなる」みたいな間違った情報が飛び交いました……。そんなことがあるわけないのですが、みんなが家にこもっていればコロナが消えていくような間違った認識を国民に植え付けただけでした。

日本の、緊急事態宣言やまん延防止等重点措置をしたり、Ｇｏ Ｔｏキャンペーンをしたりというジグザグ戦略は、最終的には間違いだったと思います。

多くの先進国はスウェーデン型緩和戦略（2参照）に移行しています。いつまでもどっちつかずなのが日本です。オリンピック開催時期に、普通の生活に戻せばよかったのではないかと思います。

出口戦略が見えないのは日本しかないのではないでしょうか。
中国がゼロコロナ戦略でデータを取っていた一方、日本は歴史的疫学調査の対象であったはずのダイヤモンド・プリンセス号で、どれほどのコロナ論文（以下、「論文」とは査読付きの学術論文をいいます）が書けたかもしれないのに私が知る限り一本も書いていないという、ひどいものです。データを何も取ってないのが明らかになりました。

もりよのひとこと

ダイヤモンド・プリンセス号に潜入したなら、ＹｏｕＴｕｂｅだけではなくて論文の一つでも出したらよかったのに。

4

日本には感染症に対する３つの法律があるから、対策決定に時間がかかるのですか？

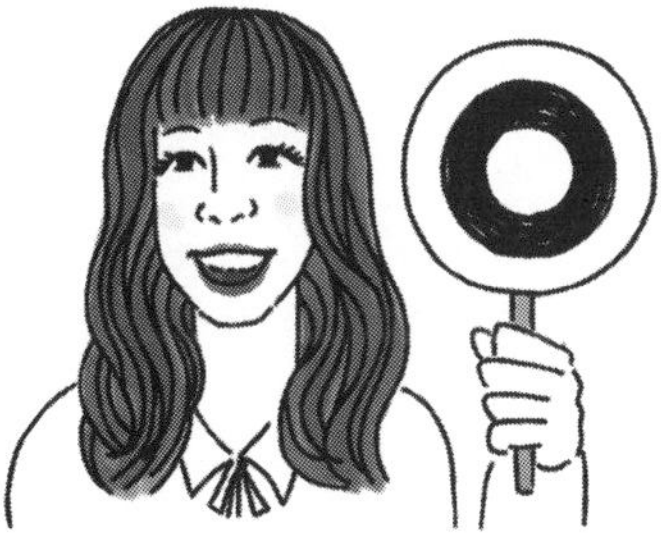

法律上の問題が新型インフルエンザ流行以降も是正されていないことが、新型コロナ感染対策にも影響しています。

新型インフルエンザが流行したときに、日本と中国は対応のまずさをWHOに指摘されました。WHOのホームページに一時的に出て、今は消えていますが、いつまでも水際対策一辺倒でしていた中国と日本を、WHOが国名は出さないけれども批判したわけです。

結局、水際対策一辺倒で行ったとしても感染症は入ってくる、そして、水際対策をすると世界との断絶が起こり、貿易問題や国際問題でいろいろな不都合が起こるということを、WHOは指摘しました。新型インフルエンザと新型コロナをまったく同じ病気として扱うことはできませんが、基本的に日本は今回も水際対策一辺倒だったということです。

この問題の根底には、感染症法、検疫法、新型インフルエンザ等対策特別措置法（特措法）という所管の違う法律の存在が大きく影響しています。これを是正しない限り、日本の「なんちゃって危機管理」が継続することになります。日本の感染症に対する危機管理の問題の原点はここにあります。

つまり、3つの法律、感染症法、検疫法、特措法はいずれも感染症に係る法律ですが、所管部署が違うのです。

感染症法は、厚生労働省健康局結核感染症課が所管。検疫法は検疫所業務課なので、厚

表　新型インフルエンザ等対策特別措置法（抜粋）

（目的）
第一条　この法律は、国民の大部分が現在その免疫を獲得していないこと等から、新型インフルエンザ等が全国的かつ急速にまん延し、かつ、これにかかった場合の病状の程度が重篤となるおそれがあり、また、国民生活及び国民経済に重大な影響を及ぼすおそれがあることに鑑み、新型インフルエンザ等対策の実施に関する計画、新型インフルエンザ等の発生時における措置、新型インフルエンザ等緊急事態措置その他新型インフルエンザ等に関する事項について特別の措置を定めることにより、感染症の予防及び感染症の患者に対する医療に関する法律（平成十年法律第百十四号。以下「感染症法」という。）その他新型インフルエンザ等の発生の予防及びまん延の防止に関する法律と相まって、新型インフルエンザ等に対する対策の強化を図り、もって新型インフルエンザ等の発生時において国民の生命及び健康を保護し、並びに国民生活及び国民経済に及ぼす影響が最小となるようにすることを目的とする。

生労働省医薬・生活衛生局。特措法にいたっては内閣官房の法律です。

表の下線部のように「感染症法と特措法に共通することに関しては、補完関係にある」ということが特措法には書いてあるわけです。

３つの異なった部署が同じ感染症を担当していると、すり合わせが大変です。省庁が違えばもう国が違うも同然。これは霞が関の絶対的なルールです。また、担当部局が違えば地方自治体が違うぐらい

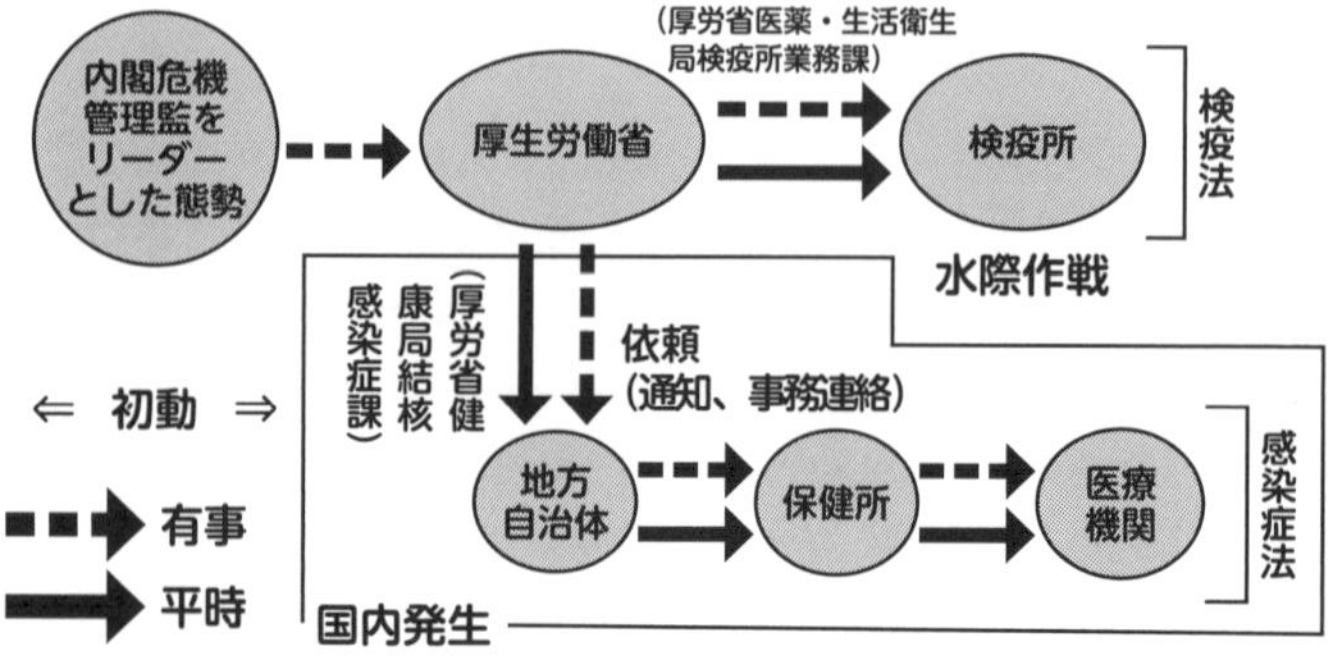

図　外来感染対策（イメージ）
平時でも有事でも対応が変わらない。

の感じがあります。

医薬・生活衛生局も健康局も厚労省の局ですが、その間で面倒くさい情報の共有がされるわけです。

いわゆる決済文書をハンコをもらう順番を間違えないようにいろいろな人に回していく。その前に根回しで説明に行ったりもします。こんなことをしているから内部調整で時間がかかります。

平時だったら「相談して決めましょう」でいいです。しかし、緊急性のある有事に、3つの所管部署があったのでは、トップダウンで急いで何かを決めることなどは決してできないわけです（**図**）。3つの部署にはそれなりに事情がありますし、意見の相違があったりもするから、小さな決め事でも時間調整や決定までに時間がかかります。

ダイヤモンド・プリンセス号の隔離停留は一応、検疫所の検疫所長の権限で行われたとなっています。しかし、検疫所業務課の下の検疫所と言ったら、霞が関にある本省とは、天と地ほどの立場の差があります。ですから法律に書いてあっても、現実的に検疫所長にこうした決定ができるわけありません。でもそれをできたのは、当時、安倍首相だったから。官邸主導の危機管理として、政治決断で行われたと理解しています。

未知の感染症の初期対応は、人為的につくり出されたものによるバイオテロの危険性も考慮しなければならず、大げさになっても致し方ないものです。

国のリーダーには、有事に際し政治決断できる人であってほしいものです。

もりよのひとこと

新型コロナの唯一評価できる対策は安倍元首相の「有事の決断」でしょう。

5

新型コロナは今、感染症法の扱いではないのですか？

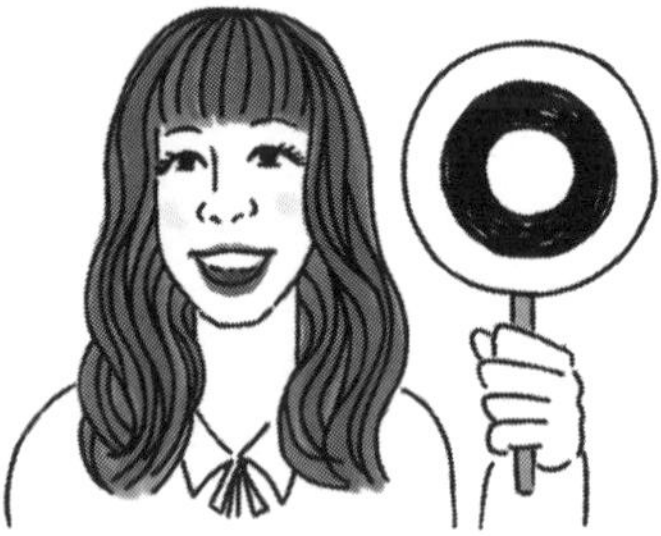

今は特措法に入っているので、感染症法の下にはありません。

4で、感染症法、検疫法、新型インフルエンザ等対策特別措置法（特措法）があることをお話ししました。

新型コロナや新型インフルエンザが日本に入って来たときに水際対策で、防護服を着て検査などをしていた検疫所の職員たちは、厚労省の職員です。一方、デング熱などが入って来たときに、公園で防護服を着て薬をまいたりする人たちは、地方自治体の職員です。

検疫法は、日本にない感染症を日本に入れないという国外法、感染症や特措法は、日本に入って来た感染症をコントロールする国内法です。

感染症法も検疫法も厚労省の法律ですが、法律内容から検疫法に入っている感染症は、厚労省の職員が主体で動きます。具体的には検疫所でサーモグラフィを見るとか、問診票をチェックするとかPCR検査をします。

一方、感染症法に入っている場合は、対応する主体は地方自治体です。

ただ、そこのいわゆるすみ分けにはグレーの部分があるわけで、例えば東京都の人間が検疫所で一緒に仕事をしなければならないような場面も想定されます。でも、法律が2つある限り、実際には難しいのです。

元々新型コロナは日本国内に存在していなかったので、検疫法の感染症リストに入れる

表　感染症法の分類

	主な措置	主な感染症
1類	入院勧告、消毒、交通制限	エボラ出血熱、ペスト
2類	入院勧告、消毒	結核、SARS
3類	就業制限、消毒	コレラ、腸チフス
4類	動物を含む消毒	E型肝炎、狂犬病
5類	発生動向調査	インフルエンザ、梅毒

新型コロナは2類相当

ことから始まりました。

次に、日本に感染症が入って来たので感染症法の対象になりました。感染症は、指定感染症のおおむね1類から3類までに該当し、国家の公衆衛生上、重大な危機として認められるものは、特措法に入れます。

新型コロナは、公衆衛生上大きな問題となる感染症のため、感染症法から外れて特措法に入りました。今は、検疫法と特措法の対象です。

「新型コロナを感染症法の2類から5類へ」という言い方は間違いで、新型コロナは「感染症法のレベルに照らし合わせたら大体2類相当」であり、実際に「感染症法の2類」ではないのです（**表**）。

5類相当になったら、新型コロナは特措法から抜けて感染症法の下にある感染症になります。

もりよのひとこと

ややこしいですね。有事に使える体制ではありません。

6

ノーマスクの人をスティグマ化してマスクを外させない、今の日本の風潮（同調圧力）は、誰かが仕組んだものですか？

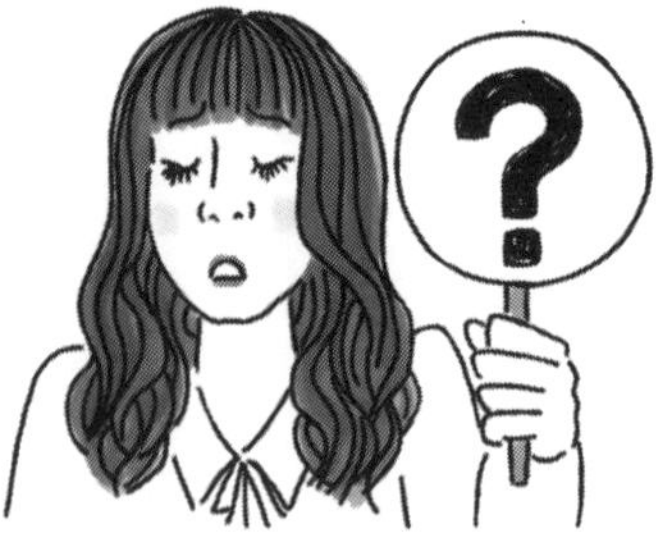

わかりませんが、誰か一人が仕組んでつくったものではないでしょう。
言えることは、あおったメディアと、メディアにあらがえない腰抜け政治家は問題だということです。

２０２２年10月に韓国の梨泰院《イテウォン》で発生した圧死事故で、「誰かが押したのか？」という記事がありました。

誰かが意図的に押したから将棋倒しになったのではという、あれと同じです。最初に誰かが「マスクは着けないといけない」と言いだしたのかもしれない。だけどそれが誰かはわからないです。

アジアはコロナでの死亡率などが少ないがなぜだろうと、諸外国が一時期不思議がったときがありました。何か知られていない要因があるのではないかという「ファクターX」の話です。

そこで、「アジア人はマスクをしているからではないか」という通説がなんとなく立ったので、世界中でマスクが流行ったのではないかと私は思っています。

私は２０２１年初めに「日本の感染は諸外国に比べたら『さざ波』」とテレビなどで言っていましたが、コロナの感染者が日本で少なかったのは、今はＰＣＲ検査の数値が極めて低く抑えられていたせいかもしれないとも思っています。

日本で感染者数も重症者数も非常に低く抑えられている理由にマスクがあるのではないかという信仰はまだありますが、マスク着用の感染予防効果はあったとしても限局的です。

「清潔好きだから」と言われますが、誰も証明していないのでこれも仮説です。

もりよのひとこと

エビデンスレベルの低いデマに惑わされないことが大事です！

7

感染症法の改正でコロナ病床は増えますか？

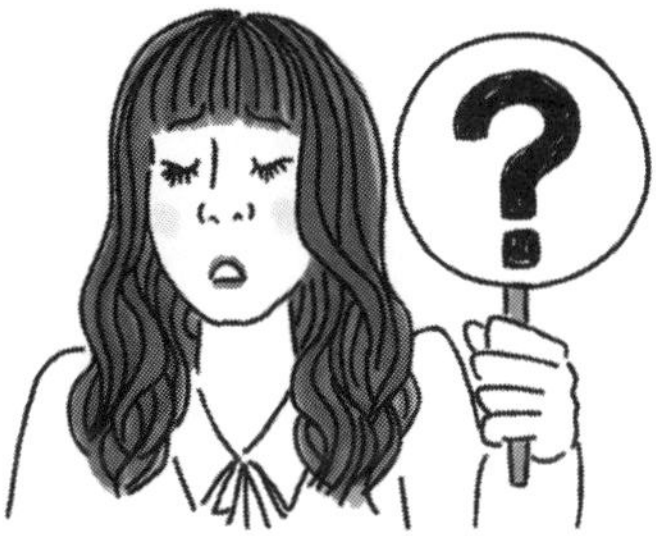

民間病院の、病床や発熱外来提供の協定締結が「任意」である限り、今と何も変わらないでしょう。

感染症法の改正（2024年4月施行予定）によって公立・公的医療機関、特定機能病院、地域医療支援病院の医療提供は義務化されますが、法改正後も民間病院の病床や発熱外来の提供の協定締結は「任意」です。

日本の全医療機関の8割が民間病院です、その8割は基本的に政府が何をやれと言っても聞かないでしょう。公的病院の病床数はたかが知れているわけですから、感染症法を変えても、病床数はたいして増えないことになります。

民間病院は新型コロナの患者を受け入れると大変なことになると言って積極的に受け入れません。マンパワーの問題もありますし、「コロナが出たからもうあそこの病院には行かないほうがいい」という風評を恐れて、覚悟を決められない病院が多いと思います。頑張って増やしたところで5万床といったところではないでしょうか。

民間病院を国の管理下におくのは現実的に不可能だと思います。それより、首相が直接命令できる自衛隊病院を有事の際に専門病院として活用する方法を、具体的に議論するべきです。自衛隊を総理大臣の権限で使えるわけですから。新型コロナに関しては、流行初期、コロナ専門病院にするという選択肢があればよかったのにと思います。

次に広域搬送の体制を整えることです。

例えば大阪と奈良が近県でタッグを組んでも、大阪で流行れば近県でも流行るわけです。それ故、近くの自治体に搬送してもあまり効果はありません。大阪で感染者が増加して医療が逼迫《ひっぱく》したとき、東京エリアは比較的余裕がありました。同地域で連携しても大都市につられて、周りのエリアの感染者は多くなるわけですから、感染者の少ない、遠方の地域に患者を搬送すべきです。

イタリアの、国をまたいだ広域搬送が模範例と言えるでしょう。医療崩壊を起こしたイタリアの患者を、ドイツが引き受けました。

もりよのひとこと

感染症法の改正に労力を費やすより、広域搬送体制を整えるべき。

8

新型コロナの巨額な補助金で、地方自治体の医療機関、民間病院は儲けているのですか？

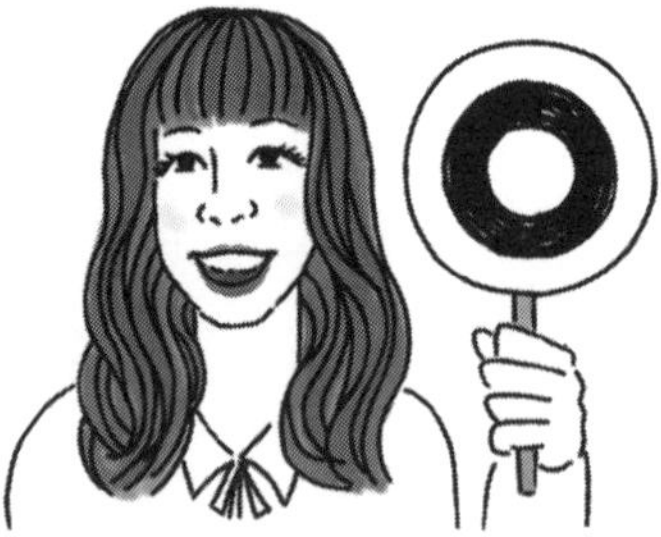

本当です。特に地方自治体の病院は赤字続きでしたが、黒字になっています。民間の大病院の経営者は潤っています。

今でこそＰＣＲ検査の補助金は出なくなっていますが、それでも検査をすればするほど儲かります。また、新型コロナは今のところまだ2類相当で、特措法にある感染症の一つですから、診れば診療報酬が加算されます。新型コロナ患者の受け入れ体制があれば、たとえ空病床であったとしても補助が出るので、経営者は潤います。

一方で、病院の従業員にはあまり還元されていないところが多いのではないかと思われます。従業員に出されている危険手当は、病院による幅はあると思いますが1人３０００円のところもあるようです。24時間働いても３０００円です。

かわいそうなのは、ＰＣＲ検査で陽性になって家に帰れない医師やナースたちです。今の状況で子供もつくれないと言って若いナースには辞める人も多いと聞きます。その分、年配のナースの負担が大きくなってしまえば、彼らも辞めてしまいます。有床医療機関で働く医療従事者は大変です。

もりよのひとこと

現場の医療従事者のことを考えるなら、新型コロナはインフルエンザと同じように扱うべき。

9

調査データの信頼性が最も高いのは、ランダム化比較試験ですか？

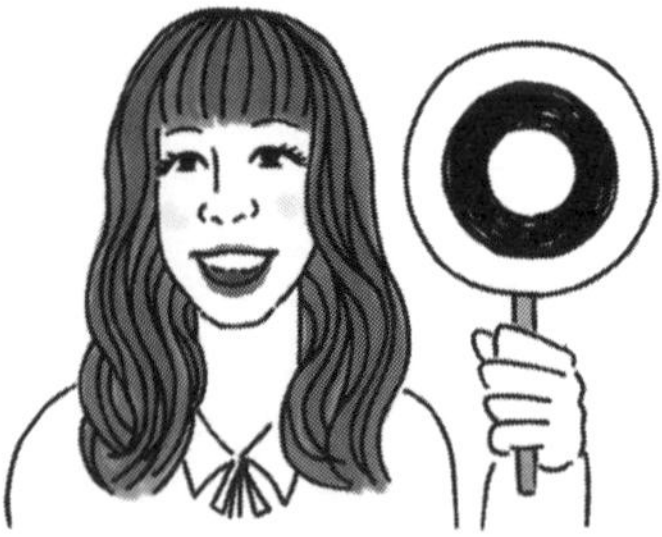

エビデンスレベルで一番信頼性が高いものは、ランダム化比較試験です。

人において薬やワクチンなどの効果を調べるためには、いくつかの臨床研究のやり方（疫学手法）があります。それは、介入研究（実際に薬などを投与する）、観察研究（意図して薬などを投与しないで、情報を観察する）、症例報告（医師などが、自分で遭遇した患者の結果を発表する患者症例研究）です。

医学的情報がどれだけ信頼性が高いかを見極める目安として、４つのグレードに分けてみました（**図１**）。

まず介入研究ですが、ランダム化比較試験（ＲＣＴ、randomized controlled trial）とその他に分かれます。薬を飲む、飲まないのグループに分けて、何カ月あるいは何年という時間をかけて、２つのグループでの薬の効果や副反応の発生の違いを調べます（**図２**）。

ランダム化とは、飲む、飲まないのどちらに入るかはコイントスの表が出たか、裏が出たかで割り当てら

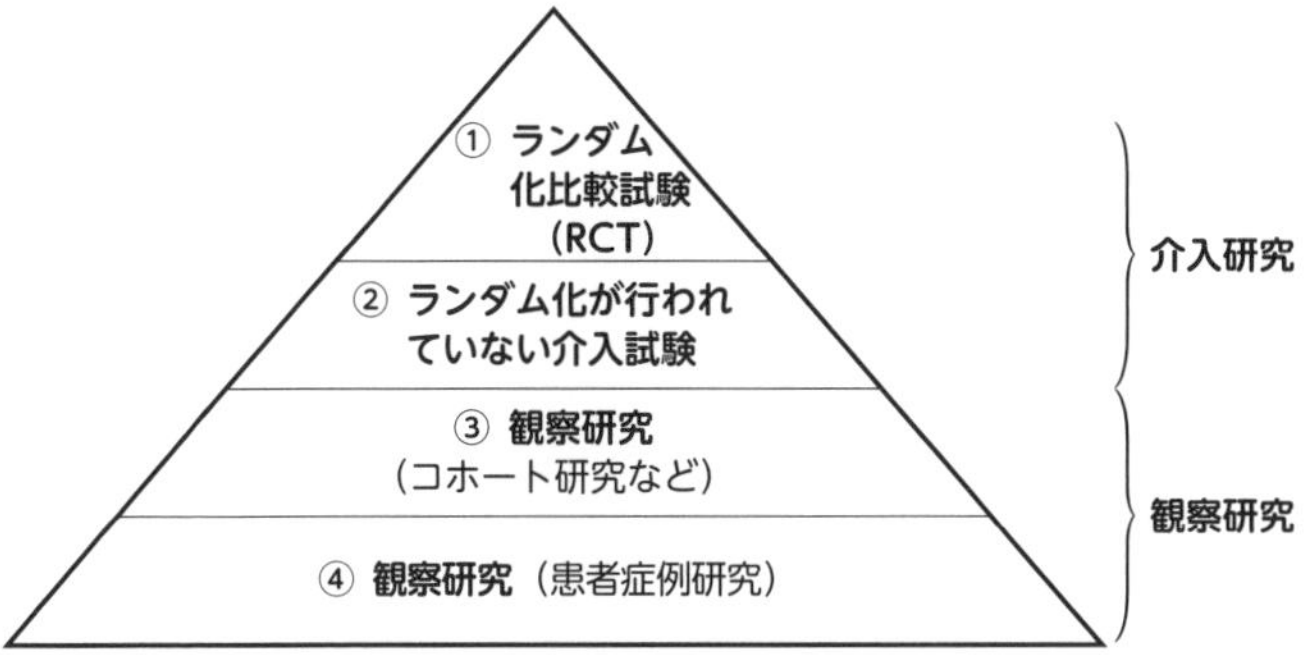

図1　エビデンスレベルの高い順番（上から高い順）

れるということです。つまり、自分では飲む、飲まないを選択することはできなくて、どのグループに入るかは、神様に決めてもらうことになります。

RCTは最も信頼性の高い（エビデンスレベルが高い）研究手法です。というのも、自分で薬を飲むか飲まないかを決めた場合、飲むと決めた人のほうが、健康に留意する傾向があり、結果を見たときに、薬の効果なのか、それともそれ以外に健康に気をつけた（例えば睡眠をよくとる、食事内容を改善する、運動をする、サプリを飲むなど）結果なのか、よくわからなくなってしまうのです。

また、その薬をつくった製薬会社が、薬を飲む人、飲まない人を割り当てると、飲む人に健康な人を選んで、薬の効果がよく見えるような操作をすることも考えられます。それ故、飲む、飲まないを、参加者も研

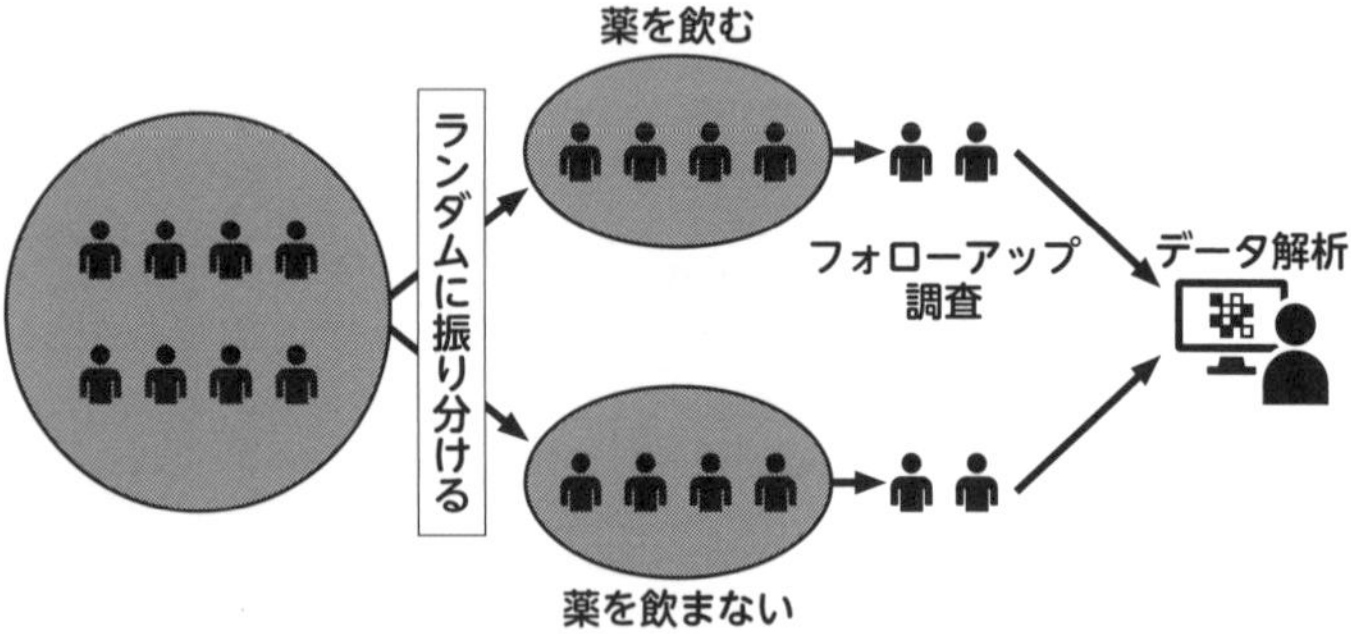

図2　ランダム化比較試験

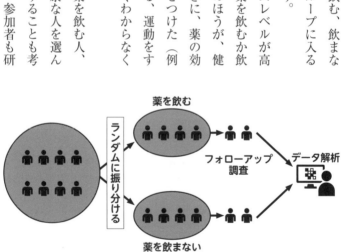

究を主宰する側も知らないという方法（二重盲検といいます）が、最も信頼できる結果を得られるのです。

こうした理由から、ＲＣＴは、それ以外の介入試験と比してエビデンスレベルが高いということになります。**図1**のように1番上がＲＣＴで、その下の2番目が、エビデンスレベルが高い、「ランダム化が行われていない介入試験」となります。

話はそれますが、残念ながら日本はＲＣＴを行う環境が整備されていないのが現状です。ＲＣＴは**10**で取り上げる、公衆衛生において不可欠なツールなので、日本に公衆衛生の概念がないというのは、推して知るべし、です。

話を元に戻しましょう。

介入試験はエビデンスレベルが高く、その頂点がＲＣＴであることはお話ししましたが、3番目として、観察研究が挙げられます。

これは、介入（薬を飲ませる、ワクチンを打たせるなど）を行わず、自然の状態にあるグループの比較をすることです。これにあたるコホート研究は、ある異なったグループ（例えばスウェーデンと日本）を比較して、その中で薬やワクチンを使っている人とそれ以外の人の、ある感染症の発症確率の違いを見ることなどを行います。介入試験のように、本物の薬と偽薬を飲んでもらう、ということをしません。スウェーデンと日本という、違ったコホート（グループ）には、もともと人種などの違いがあり、それが薬の効果にどう影響するかわからないので、エビデンスレベルは介入研究より低くなります。

この他の観察研究として、4番目に挙げられる患者症例研究といって、今回のコロナで死亡した人と生存した人が、ある薬やワクチンを飲んでいたかどうかをさかのぼって比較検討するような方法があります。過去に何かがあったかを把握することは難しく、この〝何か〟が、薬かワクチン以外で「コロナ死亡」したか否かを決めている可能性があった場合（例えば体質や生活習慣など）もあり得ます。

テレビに出演して、自分が診た症例に基づいてああだこうだ言う人たちの発言は、信頼性が低いものです。患者症例研究は、最も信頼性の低いレベルのエビデンスを提供するものだということを理解して聞く必要があります。

結局のところ、人での出来事は人で確かめてみない限りわかりません。

薬も同じです。長年私たちが使っている、塩野義製薬のＰＬ顆粒という風邪薬がありま
す。あの薬も中長期的な安全性は実際使ってみてわかってきました。何十年も使ってきて
「ＰＬはすごく効くけど眠くなるよね」とか「多くの場合、副反応は眠くなる程度だよね」
というのがわかってきたのです。それは明らかに人体実験ですが、人での薬の効果は人で
行わないとわかりません。

ある程度の試験で乗り越えたものを一般に使ってみて、出てきた副反応で再評価するし
かないのです。

新しいワクチンも薬も使ってみないと実際わからないのに、それを最初から危険だと言
うのもおかしいし、絶対安全だと言うのもおかしいのです。

もりよのひとこと

情報が４段階のうち、どこに当てはまるのかを確認するようにしましょう。

10

日本にパブリックヘルス（公衆衛生）は根づいていますか？

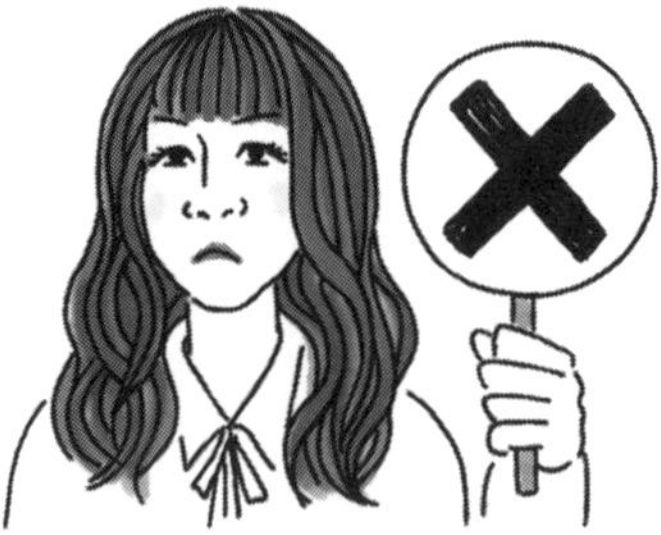

パブリックヘルスとは、様々な健康に関する事象に対して優先順位をつけることです。優先順位をつけるには、大規模調査で得られたデータを信頼できる手法で解析する必要がありますが、これが日本ではできません。

「公衆衛生」を辞書で引くと、「地域社会の人々の健康の保持・増進をはかり、疾病を予防するため、公私の保健機関や諸組織によって行われる衛生活動。」とあります（「デジタル大辞泉」）。日本の医学の一番の問題は、いわゆる公衆衛生（パブリックヘルス）の概念の欠如です。

医学ではありませんが、例えば交通事故死亡者はほぼ毎日います。でも、国民全員が車に乗るのを禁止すれば交通事故死はゼロになるからといって、国民が車に乗るのを止めないですよね。ところが、こと医学となると、新型コロナやがんで「ゼロリスク」を目指します。「がんになってはいけない」、それから「コロナになってはいけない」。これは、「臨床医学がメイン」という偏重が日本にあるからです。

臨床医は、自分のところに来た、目の前の1人の患者さんを救おうとします。「この人を死なせてはいけない」と思うのですが、パブリックヘルスの概念は、違います。パブリックヘルスでは、「社会全体を見たとき、この程度の死亡者数だったら許容する」という判断をしなければならない。1人の命より大勢の命が救われることが優先されます。

近代公衆衛生の概念は、世界中で結核が大流行して近代疫学を取り入れたときに始まりました。結核予防ワクチン、つまりBCGワクチンの効果判定を行うことが、いわゆる大規模調査、ランダム化比較試験（ＲＣＴ）の導入でした。それ以前は、例えば「あそこの水を飲んだ人は、なんだか腹の具合が悪くなる」「特定の職業で同じタイプのがんの発生が多い」ということなどから原因を突き止めていました。

結核が流行ったのは主に終戦後ですから、そのあたりから、各国が近代疫学を取り入れ始めたのですが、日本は残念ながら取り入れなかったのです。終戦前は、世界各国同じレベルでしたが、結核大流行期から諸外国は近代疫学導入の道を進み、日本は後れを取り、ガラパゴス化しました。

したがって、日本には今、大規模データを取る能力が研究機関においても製薬会社においても低く、科学的根拠のない政策ばかりとられ、費用対効果（国益を重視した）の高い政策決定ができないのです。データを無視した政策決定は最終的に国民を幸せにしません。

もりよのひとこと

日本医療界はそのうち「日本人は一人も病気で死んではいけない」と言いだすのでは。

11

社会保障費は効率的に使われていると思いますか？

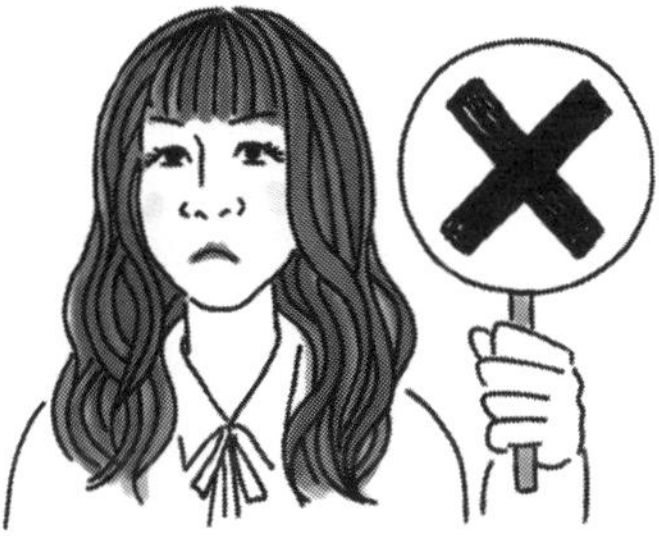

厚労省は費用対効果の検証をしないので、どれだけの実益があるのか、無駄遣いがされているのかは、わかりません。

日本の医療政策はリアルデータを見ないで、「もしかしたらこうかもしれない」と感想文だけ書いているようなものです。

10でお話ししたように結核が流行したときに、欧米諸国が取り入れた近代疫学を日本は取り入れなかったため、70年、80年の後れを取ってしまいました。今から改善しても後れを取り戻すは難しいでしょう。公衆衛生の教育がなされていないから、国民からも疑問の声が出ません。

「日本は国民皆保険ですごく医療の充実した国」というのは確かです。このあいだ、政治家と「日本では果たして効率的な医療を提供しているか」という話をしたのですが、それはわからないですね。

年末の突貫工事で悪名高い、国土交通省。税金の無駄遣いをしていると非難されますが、実際これにかかっているお金は大体、国家予算約100兆円中の約6兆円です。

かたや社会保障費は約36兆円。

これを考えたときにどれだけ医療にお金をかけているんだという話です。

必要な医療を受ける権利を国民は持っています。しかし、不必要な医療を提供することによって、本当に必要な医療が受けられない状況をつくってしまいます。医療人材も医療費も無限にあるわけではないからです。その費用対効果を考えるのが、いわゆるパブリックヘルス（公衆衛生）の概念です（10 45参照）。

国、すなわち社会を今後も継続させていくことが重要で、そのためにどういう決定をしなければならないかを考えなければなりません。

今日本は、超高齢社会で高齢者への手当は充実していますが、一方で食事も満足にできない貧困家庭の子供がいて、少子化が進んでいる。これは明らかに人口減少が起こって日本という国を支えられなくなっているということです。どこにウェイトを置かなければならないか、政府はまず優先順位を決めなければなりません。繰り返しますが、それには信頼性の高いデータが必要であり、データを基にした解析が必要です。実情から目をそむけても誰も幸福になりません。

今回の社会保障費を、もっと厚労省は増やしてもよい主旨の発言をしていますが、本当に効率的に使われているかどうか、本当に必要な人に医療が届いているかの検証は誰もしていません。

コロナ対策においても、果たして費用対効果があったのかの検証もしないで、むやみにお金を使っているから、さすがの財務省も無駄金が多いと指摘し始めたと理解しています。これに関して厚労省は胸を張って出せるデータがあるのでしょうか。

どこの企業でも予算に対する最終的な実益を考える費用対効果の検証はあるのに、なぜ国にはないのでしょうか。もっと端的に言えば、なぜ40兆円近くもの社会保障費を費用対効果の検証なしに使っている厚労省だけは許されるのでしょうか。

もりよのひとこと

国益を考えた政策決定にはエビデンスが必要。日本にＥＢＰＭ（エビデンス・ベースド・ポリシー・メイキング、科学的根拠に基づいた政策決定）があるとは思えません（46参照）。

12

コロナが収束しないのに全国旅行支援やイベント割で人出が増えてきましたが、もりよ先生はいい政策だと思いますか？

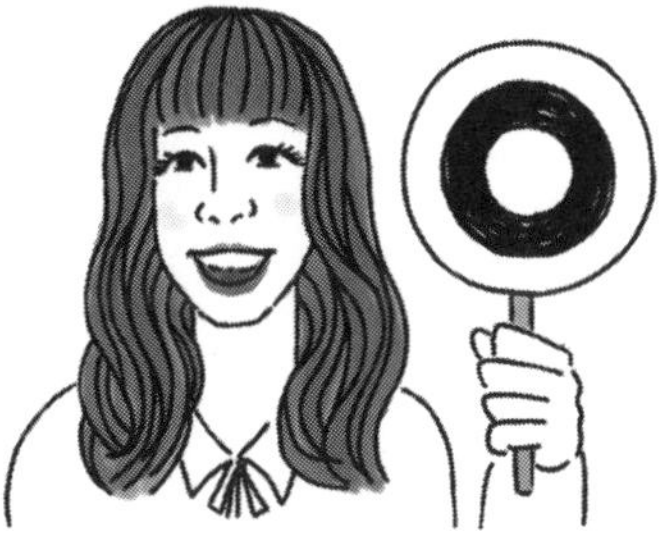

経済を回すことは、社会にとって最も重要です。国民の気持ちが明るくなりますし、落ち込んだ経済を活性化する意味で期待しています。

この間、私が温泉旅館に泊まったときに、4人組の80代の「キラキラ世代」のかたたちがいらしていて、楽しそうに歓談されていました。

クーポンなどの割引があると、やはり人は旅行したいと思うでしょう。全国旅行支援に地域限定クーポンがついて、6000円から1万円ぐらいお得になるし、高齢者は時間的余裕があるので、国のお墨付きの旅行となれば利用するでしょう。これは、落ち込んだ経済を活性化する意味でもよいことだと思います。

ワクチン3回接種の証明書か陰性検査結果通知書が必要ですが、当面は仕方ないかもしれません。

余談ですが、外国人観光客がだんだん大勢訪れるようになってきたことは、円安進行を止めるうえで有効だと思います。

もりよのひとこと

経済と人の命は、密接につながっています。

13

財務省が新型コロナワクチンの全額国費負担の見直しを言いだしましたが、もりよ先生は賛成ですか？

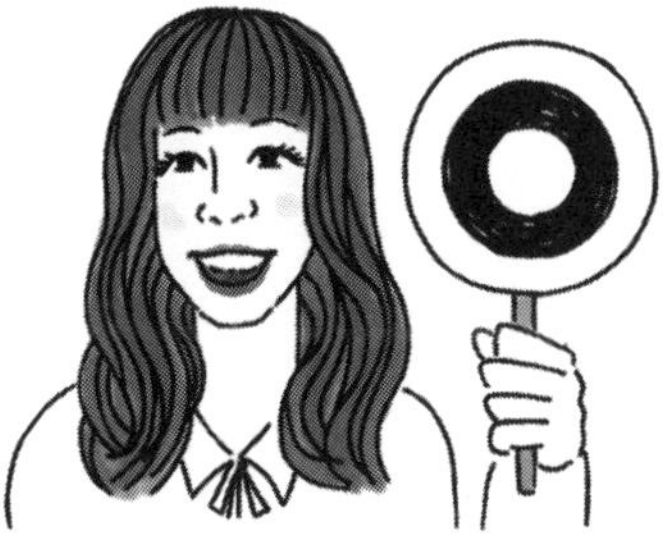

オミクロンと季節性インフルエンザ（41参照）が医学的に同じレベルとなれば、ワクチンも同じように扱うべきです。

新型コロナを感染症法の5類相当にしてから、ワクチンを自費にする議論はすべきだと言う人もいますが、財務省もさすがに厚労省の使途不明な使い方に対して逆襲を始めたのではないでしょうか。

新型コロナ（のオミクロン株）が季節性インフルエンザと同程度の重症化率・致死率であれば、ワクチンも公的補助のないインフルエンザと同じく、「企業負担または自己負担でお金を払って接種してください」、という財務省の要求は当然かなと思います。新型コロナが特別視する必要もないというレベルであれば、インフルエンザと同じように扱えばいいわけですから。

インフルエンザワクチンの場合、概ね3000円程度です。新型コロナワクチンはmRNAワクチンなので、インフルエンザワクチンよりは単価が高いです。公費で一部負担するなどは必要かもしれません。働いている人であれば、企業が補助を出すなど、ケースバイケースで行えばいいと思います。

財務省が新型コロナを感染症法の5類相当にしてワクチンを自己負担にすると言いだした背景は、厚労省に「費用対効果を明らかにしてくださいよ」ということと同義だと思います。

普通の家庭で「お母さん、お小遣い10万円ちょうだい」と子供が言って「何に使うの？」と聞いたら「言えない」と答える状況は許されますか？　お母さんはその10万円をあげませんよね。それと同じだと思います。

公費は国民の税金です。コロナワクチン接種1回当たり平均2万円近く、21年度で2兆3000億円超の国費が投入されました。それでも4回目以降のワクチン接種率も伸びないわけです。

「タダで打つ人もいないのだったら、普通に費用をとっても打つ人は打つだろう」ということでしょう。

もりよのひとこと

新型コロナの使途不明金の使い道を明らかにしない厚労省は最悪です。

14

グローバルダイニング社に営業時間短縮の行政執行を行った東京都が根拠として出してきた内容が、おかしかったというのは本当ですか？

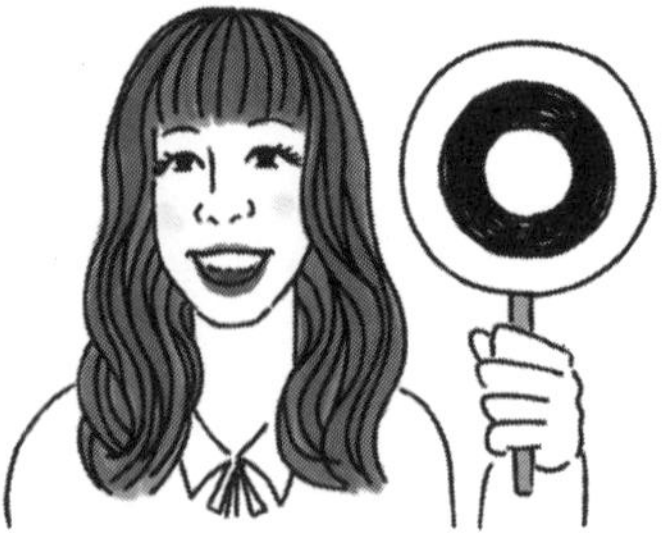

統計学的には正しくない事象に対して、あたかも正しかったかのような文言を出してきたのは本当です。数値を見ると、統計学がわかる誰の目にも明らかに正しくない仮説でした。

２０２１年３月の緊急事態宣言下で、東京都がグローバルダイニング社に対して特措法による時短命令を出して、強制的に営業時間短縮をさせる行政執行を行った件ですね。確かに東京都で出してきたデータは、統計的にめちゃくちゃでした。

「時短で感染者が減る」と結論付けた東京都の統計学的データに結果は「有益」だったと書いてあったのですが、「有益」は統計用語ではありません。

要は「統計的にはとんでもないデータだけれども、解釈としては『有益』だった」と言うために、通常、統計学で使う「有意」ではなく、わざわざ「有益」という言葉を使ったのです。

「有意」は、統計処理をするときにその仮説が正しいことを示します。

例えば、「グローバルダイニングなりの飲食店を閉めることによってコロナ感染を減らすことができた」を仮説とします。確率的にその仮説が正しいか正しくないかを証明するときに、ｐ値という統計的な値を使います。

ｐが例えば０・０５未満とか検定で決めた値より小さい数であると、その仮説は統計的に正しい（正確には「棄却されない」）と言うことができます。

あることが起こるか起こらないかを見極める際には、統計的に正規分布に直して検定という統計的処理を行います。

p値が低ければ「偶然では起こらない」と言えます。例えば0・05の値にして統計検定をする場合、実際に計算してp値がそれよりも低くなれば、この仮説は「正しそうだ」と言えます。逆にp値が非常に高くなれば、その仮説自体、受け入れられません（正確には「棄却される」）。p値が高すぎる場合、偶然で起きた可能性が十分考えられることになります。

グローバルダイニングの検定で示されたpは「0・1」。通常検定で使うp値は0・05とか0・01。0・001とか0・0004とか0・005とか、少ない数にならない限り、「この仮説は正しい」と言えないわけです。

統計を知っている人が見たら「この仮説は統計的に正しくない」。つまり、統計的に明らかに「この仮説は間違っています」というデータを、東京都が堂々と出してきたわけです。仮説が正しい場合は「有意である」という言葉を使いますが「有意」という統計学的文言を使えないから「有益」という言葉を使ってごまかしたのです。

あまりに稚拙です。グローバルダイニング社の弁護士から相談を受けた、京都大学教授の藤井聡先生も同じ発言をされていました。

東京都は「統計の素人はp値なんて知らないだろう」とたかをくくり、「p値は××です」と数値を出しておけば「なるほどこれは正しかった」と理解するだろうと、誤解するような文言をつくった。要は東京都は国民をごまかしているということです。

実際、東京都が出してきた反論証拠は「自分たちのしたことは、統計学的に正しくありませんでした」という証明になったので、東京都は裁判で負けました。

「営業時間を短縮したら感染者が減る」という仮説は、少なくとも統計的には証明されなかったのです。

ちなみに、飲食店の席に備え付けられているアクリル板の効果にも、科学的根拠はありません。

もりよのひとこと

公文書の内容は、疑って読むくせが必要です。

15

内閣感染症危機管理統括庁ができると、有事への対応が強化されるのでしょうか？

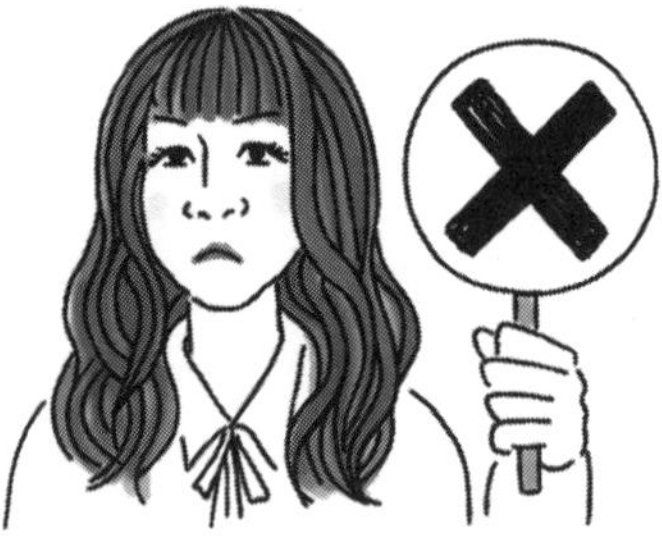

屋上屋ができただけで、何も変わらないでしょう。

感染症に関して3つの法律があることは4でお話ししました。これが統一されていないということは、日本の危機管理体制が整っていないということです。危機管理のときに平時と同じように、3つの部署で伝言ゲームをしていたら、国が崩壊しかねません。

現在、内閣危機管理監がいるのにもかかわらず、感染症対策の司令塔機能を担う内閣感染症危機管理統括庁（仮称）が、2023年度中に設置されるようです。内閣感染症危機管理統括庁のトップは、内閣感染症危機管理監です。

感染症に限らず、有事の際には、警察主体で内閣危機管理監がいろんな省庁の人たちを呼んで危機管理委員会を開くのですが、さらにまた複雑化されることになります。内閣危機管理監は「この危機に関してどこの省庁に割り振るか」を決めるだけです。当然感染症になると厚労省に振り分けられるだけです。

新たに内閣感染症危機管理統括庁を設置しても、同じ道をまたたどるでしょう。

2000年にアメリカの連邦緊急事態管理庁（FEMA）の危機管理官レオ・ボスナー氏が日本に視察に来て、「日本は所管がバラバラだが、どこに指揮命令系統があるのか」という指摘をしました。それを受けて緊急事態に内閣官房が主体となって初動体制を敷くために、内閣危機管理監を置いたのです。それが全然機能していないのに、同じような組織をつくると、役に立たない組織を2つつくることになります。

内閣危機管理監がいて、さらにまた内閣感染症危機管理統括庁をつくるのは、「屋上屋」以外の何ものでもありません。

もりよのひとこと

船頭多くして船山に登る。内閣感染症危機管理統括庁は屋上屋以外の何ものでもありません。

16

日本版CDCが創設される予定と聞きましたが、日本の医療政策の質は上がりますか？

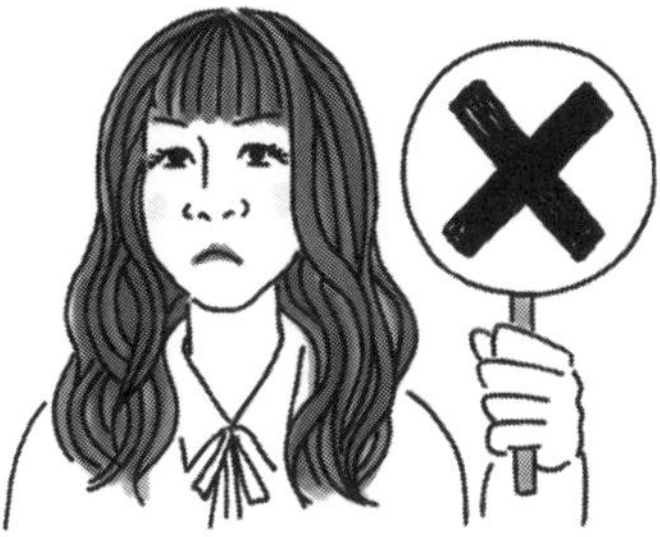

組織はつくれると思いますが、反対意見を言える人を入れないと、現状は変わらないと思います。

国立感染症研究所と国立国際医療研究センターを統合して、新たな感染症への備えとして日本版ＣＤＣ（米疾病対策センター）の創設を目指すという話ですね。日本版ＣＤＣという組織はつくれるでしょうけれど、15の内閣感染症危機管理統括庁創設と同じで、これも「屋上屋」です。残念ながら政府のお手盛り〝専門家〟集団は今回のコロナ対策を見ても、科学とは程遠い政策提言ばかりしてきました。この人たちを再編成したところで、医療政策の質の向上は全くと言ってよいほど見込めないでしょう。そもそも国立感染症研究所があるので、組織をつくりたければここを日本版ＣＤＣにすればよい話です。現状のまま新しい組織をつくっても、ポストを増やすだけで、無用の長物が出来上がるだけです。

国（厚労省）のイエスマンばかり集めても仕方ないということです。もし本気で日本の医療政策を改善させたいのであれば、今いる人たちの総入れ替えを行い、政府に対する反対意見を持っていたとしても真摯に日本のために行動する人たちを集めることです。

もりよのひとこと

イエスマンばかりでは抜本的改革はできません。国内、国外含め、真の専門家を集めることが重要です。

17

日本で新型コロナに関する論文が少ないのは、一般医療機関に感染症指定医がいないからですか？

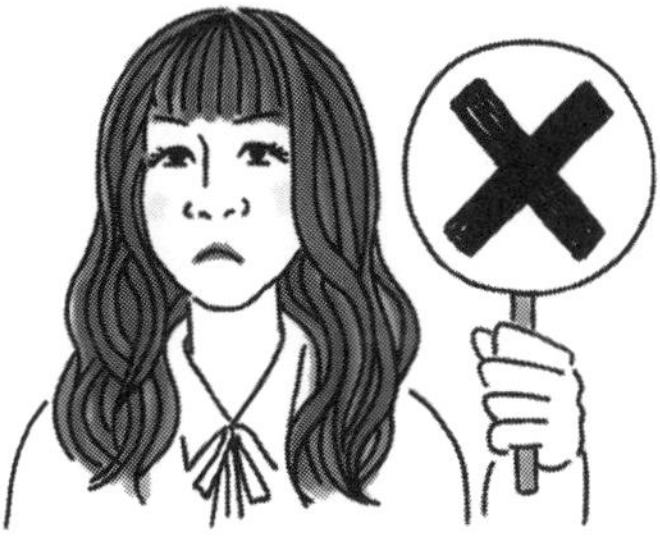

一般医療機関に感染症指定医がいないから臨床現場での検体が集められないということは、あまり大したことではないでしょう。国で「データを集める」という意思決定がないのが一番の問題です。

「大学の研究機関が充実すれば論文がよく出るようになる」、「臨床現場の医師に時間的な余裕ができればデータを多く取れる」というような個別なものではなくて、国として使えるデータを取るぞという決定がない限り、系統立ったデータが取れず、論文は出ないことになると思います（**図**）。

マスクやアクリル板に関しても、国で大規模調査をして感染予防効果研究を行うべきです。今からでは遅すぎますが、系統立ったデータ解析に基づいて政策決定をするのが本来、近代国家の姿です。

中国のゼロコロナ戦略は、感染症対策においては、非常に重要な社会実験になったわけです。感染症を国全体で強行的に抑えたときにどの程度効果があるのかについて、中国はデータを取って把握していますから、今後も多くの学術論文を出してゆくことでしょう。一つの社会的実験としては極めて貴重であって、今後、そのデータ解析結果を基に監視システムや個人の追跡システムの開発も発展していくことが推定されます。

国全体としてのデータを取るために、国が方針を決めて地方自治体に指示しない限り、大規模な調査はできません。

ファクターXなるものが言われたときに、私は「国は研究者の全ての今の業務をストッ

医学に関する著名な5誌（ネイチャー、サイエンス等）に掲載された論文に絞ると、

2020年 18位

2021年 30位

最も低い!?

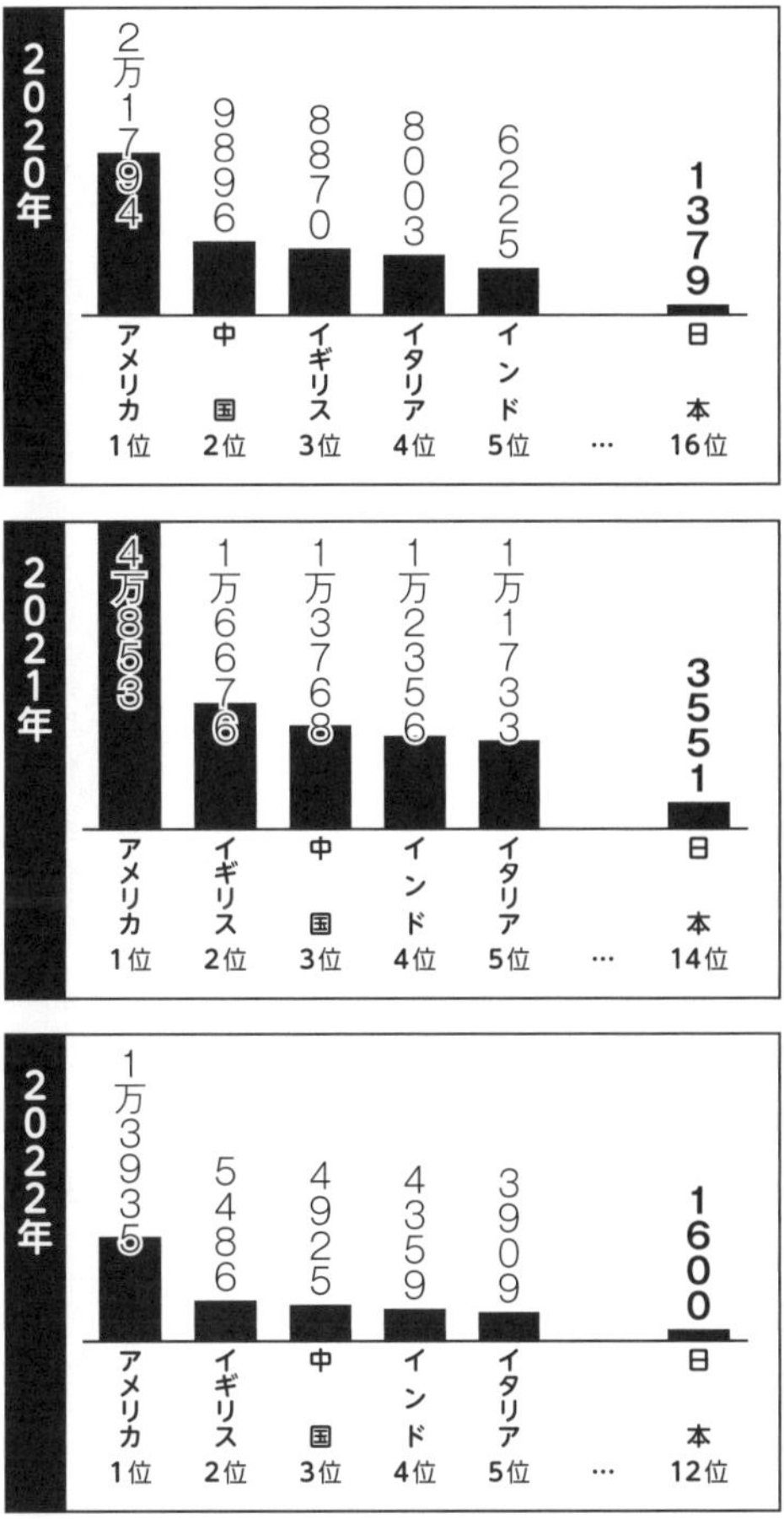

日本の研究論文数はＧ７（主要７カ国）で３年連続最下位の見通し

図 新型コロナウイルスに関する論文数

科学技術振興機構（JST）研究開発戦略センター 辻真博フェローによる調査。「正義のミカタ」より。

プして、なぜアジアにコロナの感染者が少ないのか、重症者が少ないのかを徹底的に解析させるべきだ」と発言しました。それぐらいしなければだめだということです。

2022年11月の新型コロナ対策の有識者会議で座長の永井良三氏が「日本からのコロナ研究の論文数は先進国の中でも下位」と指摘したそうですが、「あなたがしっかりしないからできないんでしょ」と言いたいですね。本来、論文をまとめる立場の人がまったく他人事のような態度でいること自体が極めて重要な問題だと思います。

前衆議院議員の塩崎恭久氏は具体的な提言をしていましたから、一時的にでも厚労副大臣になればいいのにと期待していたのですが、やはり無理でした。国のやり方に反対意見をする人は、たとえその意見が日本にとって有用でも受け入れられないという典型例です。

もりよのひとこと

中国はひどいと批判する前に、日本は科学から程遠いコロナ対策をとっている自分たちの姿を見つめるべき。

18

「8割おじさん」こと、理論疫学者・西浦博氏のモデルは、日本に即しているのですか？

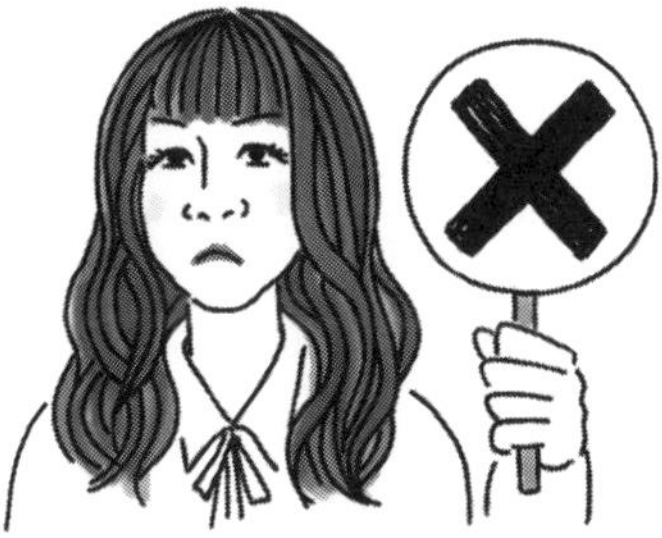

西浦氏の出す数値は、系統立った実データに基づかない、前提条件の多い数理モデルによるものです。日本に系統立った実データが存在しないので、こういうとんでもない推測になってしまいます。

厚生労働省新型コロナクラスター対策班の西浦博氏が２０２０年４月15日に「人と人との接触を８割減らさないと、日本で約42万人が新型コロナで死亡する」という予測した件ですね。

２０２２年10月にも、第８波に関して「２０２３年２月までに８００万人程度が感染、ワクチン接種が進めば感染者数を30％近く減らせる」とシミュレーション結果を発表していました。

数理モデルによるシミュレーションは、例えば実効再生産数、医療キャパシティ、人口における高齢者の数、重症化率、致死率など、様々な因子（前提条件）を使って、今後を推測します。

これらの前提条件が、現実からかけ離れていれば、そのシミュレーションから導かれる結果は、現実から遠く離れたものになります。

西浦氏のシミュレーションにおける一番の問題は、日本で信頼性のある系統立ったデータが存在しないため、海外における事例、論文などから引用した前提条件をもとに計算が行われたことです。そのため、日本の現状とはかけ離れたものになってしまったのだと思います。

実情に近いシミュレーションを行うためには、その基となる、信頼性の高いリアルデータが存在するかどうか、というのが極めて重要です。

もりよのひとこと

西浦氏のシミュレーションは仮想による、「ファンタジーの世界」だったように思います。

19

日本におけるBCGワクチンの有効性にエビデンスはありますか？

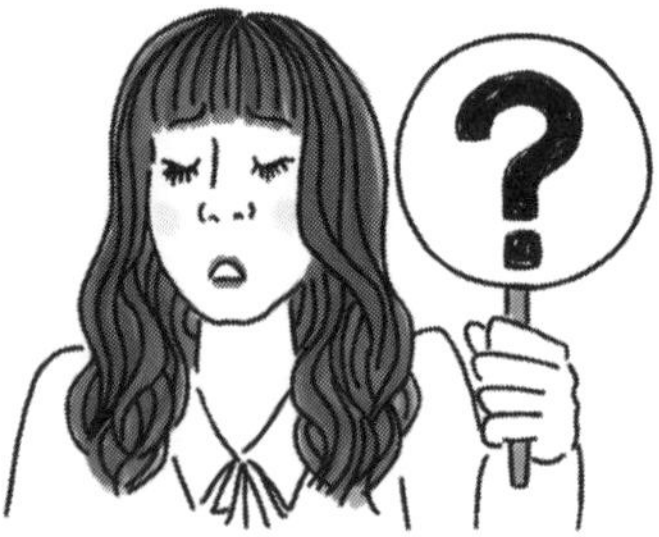

BCGの東京株におけるランダム化比較試験（RCT）はされていないので、よくわかりません。

ＧＤＰを動かす大感染症である結核が、世界で猛威を振るっていた１９６０年代、ＷＨＯが大々的なＢＣＧキャンペーンを繰り広げました。

ケネディ大統領の下、果たしてＢＣＧワクチンに結核予防効果があるかどうかを調べるため、アメリカ公衆衛生チーム（ＣＤＣの前身）が、大規模なＲＣＴを全国で行いました。世界各国でも同様のＲＣＴが行われ、これらのＲＣＴを総括したメタ分析の結果として「ＢＣＧの結核予防効果は不明」という公衆衛生チームの研究報告を受け、アメリカはＢＣＧを導入しませんでした。

結核はＨＩＶ／ＡＩＤＳととても親和性が高く、「不幸な結婚」と称されるほどです。現在もサハラ南のアフリカでは、ＨＩＶ／ＡＩＤＳ患者の中で結核が猛威を振るっています。

他方、ＨＩＶ／ＡＩＤＳがＩＶドラッグ（覚せい剤の静脈注射など）使用者を中心に流行しているアメリカでは、結核の対人口の新規患者数（罹患率）が先進国中最も低いレベルに抑えられています。これは、ＩＮＨという結核薬の一つを結核感染者（ツベルクリン陽性者）にある期間投与することで、結核病発症を予防できることが大規模ＲＣＴで明らかになり、その政策を導入したためです。

日本は国民のほとんどがＢＣＧを接種していますが、いまだに結核の罹患率が先進国中で高いのは、ＢＣＧに効果があまり期待できないという傍証の一つではないでしょうか。

もりよのひとこと

ＢＣＧに結核予防効果があるかどうかは、今からでもＲＣＴを行って確かめるべき！

20

コロナ対策で本当に高齢者の健康は守られているのでしょうか？

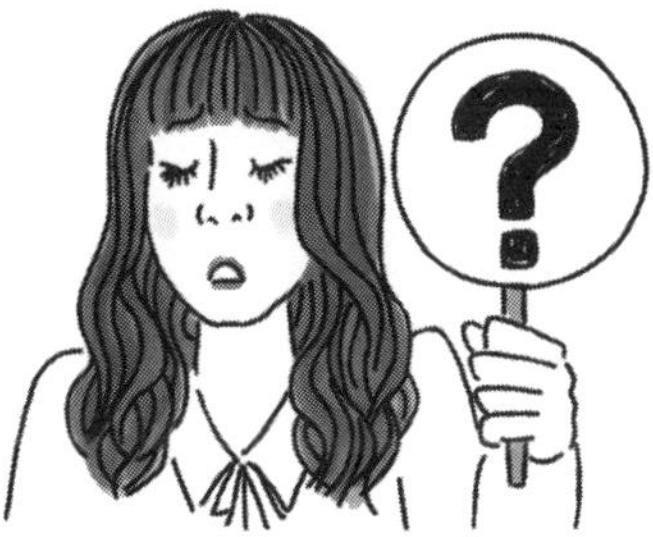

これはNOに近い「？」です。長期間の自粛生活によって、フレイル、要介護状態になる高齢者の増加が予測されます。

コロナで重症化しやすい人たちは、高齢者です。[20-1]

流行初期には、海外で、重症化した高齢者が増えすぎて医療崩壊が起こりました。このため、高齢者は自分の命を守るために特に人との接触を控えるよう、政府が呼びかけました。ところが、高齢者に自粛を進めるのなら理解できますが、日本ではどういうわけか、「高齢者にコロナをうつすと困るから若者が出歩くな！」というメッセージが強調されました。挙げ句のはてに、「高齢者が高血圧などで病院に来ないと、医療崩壊を起こす」などという、当時の医師会長から繰り返し、営利主義の発言がなされました。

日本では、新型コロナの重症者も死亡者も、諸外国と比較すると桁違いに低いことがわかってきました（**表**）。その〝さざなみ〟の中で、160万床という世界一の病床数を持つ日本で、新型コロナによる医療崩壊が起こること自体おかしいことでした。しかし、実際日本の医療は逼迫《ひっぱく》したのです。それは、多くの医療機関がコロナ患者を受け入れることを拒んだためでした。

コロナ対策に対する高齢者へのメッセージは、特にあおり系メディアの影響もあって、流行初期に多くの高齢者に外出を控えさせることになりました。それは、高齢者自身の身を守るために有用だったように思います。

表 世界の諸外国の感染者数・死者数（累計／多い順） 2022年12月20日時点

順位	国名・地域名	感染者	死者
1	アメリカ	99,950,486	1,087,672
2	インド	44,677,422	530,677
3	フランス	37,874,694	157,041
4	ドイツ	37,035,898	160,045
6	韓国	28,302,474	31,490
7	日本	27,209,536	53,507
8	イタリア	24,884,034	183,138
9	イギリス	24,089,038	213,148
33	カナダ	4,480,315	48,830
49	中国	1,903,956	5,242

※米 ジョンズ・ホプキンス大学の発表をもとに作成。
新型コロナウイルス 世界の感染者数・感染者マップ、NHK特設サイト「世界の感染者数・死者数」より抜粋。https://www3.nhk.or.jp/news/special/coronavirus/world-data/

しかし、少なくとも、いわゆる第5波後、新型コロナの致死性は大きく落ち込みました。ワクチンの2回接種が進んだ影響もあるでしょう。にもかかわらず、国は政府分科会の自粛路線を踏襲し続けました。

老年学会は何を考えていたのでしょうか。流行当時は飛沫感染が主だと言われていたので、人との接触を減らすことが高齢者の身を守るためには致し方ないことでした。しかし、人との距離を確保した散歩や、外出しない際の筋肉を衰えさせないようにするための取り組みは、当然推奨されるべきものです。運動量が減れば、フレイル（要介護状態の一歩手前の段階）という状態になります。要介護予防のために、フレイルを運動や食事療法で減らそうと推進した老年学会から、一度たりともフレイル予防のメッセージを聞くことはありませんでした。

新型コロナが流行る前は、アドバンスケアプランニング（ＡＣＰ）という、自分がどのように最期を迎えたいかを家族や主治医と話し合うという、尊厳死のようなものが勧められていて、在宅医療を勧めるのが厚労省の政策の一つだったはずです。それがコロナで全く逆行してしまったのは、高齢者だけでなくその家族にとっても悲劇でしかありません。

介護施設で暮らす要介護状態のかたが、家族と面会もできずに亡くなる状況が続いています。面会はテレビ電話で、という施設もあるようですが、認知症のかたが画面を見て「家族に会えてよかった」と認識できるでしょうか。まったくＱＯＬ（クオリティ・オブ・ライフ、生活の質）が考えられていません。介護施設でクラスターが発生している例も多く、介護施設にいれば新型コロナにかからないから安全、ということもないでしょう。

コロナ陽性になって病院に入院すれば、高齢の場合、認知機能が落ちますし、人工呼吸器をつけた場合、仮に離脱したとしても予後は悪くなります。在宅介護を受けていたかたが自宅に戻れなくなることも予想されます。これは「管人間になって幸せなのか」「人間らしく生きるとは」という問いにつながることでしょう。森田洋之先生の『人は家畜になっても生き残る道を選ぶのか？』（南日本ヘルスリサーチラボ）は、人間として生きること、死ぬことを考えさせてくれますので関心のあるかたは読んでみてください。

今の日本のコロナ対策における大きな被害者は、若年層だと思います。それと同時に、「延命された高齢者も果たして幸せか」と尋ねられたら「そうではない」と答えます。高齢者も被害者です。好きな人と会えずに最期を迎えるほど悲しいことはありませんから。

もりよのひとこと

新型コロナは、人生の最期をどう迎えるか、誰と会うかを選ぶこともできないほどの感染症ではありません。

21

新型コロナウイルス感染症対策専門家会議、分科会の議論では、厚労省と同じ意見しか出ないのですか？

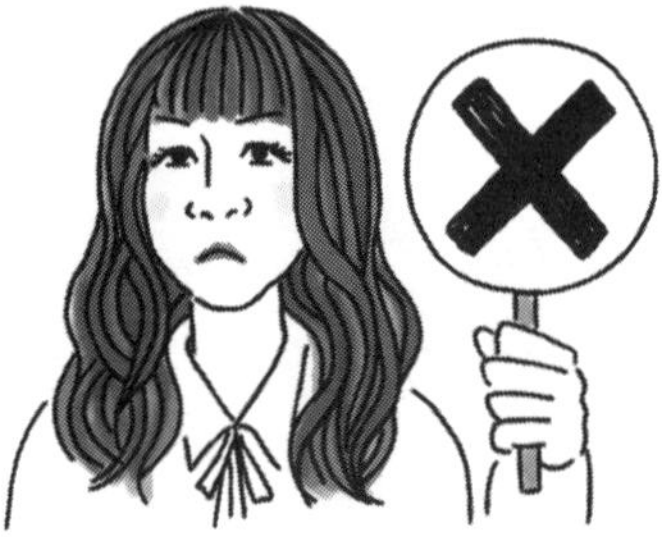

反対意見者もメンバーにはいますが、厚労省と医師会の状況にそぐわない意見は切り捨てられていますね。

新型コロナウイルス感染症対策専門家会議、分科会は、専門家としてコロナ対策に関する提言を政府に行う役目を持っています。医学、公衆衛生の分野以外、社会、経済の専門家も複数含まれています。それは、医療崩壊を回避するためには、医療キャパシティを上げる間に、ロックダウンなどの人流を止める可能性があること、そして、人の流れを止めることは社会経済に大きな負荷をかけることがわかっているためです。

実際、分科会のメンバーである大竹文雄委員（経済専門家）は過度な自粛要請に対して警鐘を鳴らしてきました。大竹氏の政府提案についてのコメントを引用します。

「第7波ピーク時と比べて、医療機関や保健所の負担軽減と業務効率化が進んでいることなどを考慮すれば、『今夏並みかそれを上回る数の感染者が発生をもって医療逼迫が発生すると判断し、そのタイミングで、国民に対し感染拡大を防ぐために協力を呼びかける』という提案は、過剰な感染対策となり、社会経済に大きな負の影響を与える可能性があります。ここまで重症化率が下がった感染症に対して、感染者数を行動制限開始の目安とすべきではありません。」

残念ながらこうした声は打ち消され、尾身茂分科会長の「苦しい時期は今だけ」、「我慢が足りない」などといった、科学からは程遠い言葉だけが分科会の見解として発表され続けました。

尾身茂分科会長は、厚労省医系技官の代弁者であり、また、医系技官の主な天下り先が医療系大学教官ポストであることから、厚労省と日本医師会は切っても切れない関係にあります。それは、日本医師会からクレームがつけば、医学部教授のポストにはつけないからです。こうした理由もあって、厚労省は尾身氏の意見等を分科会の意見として集約したかったように思います。

もりよのひとこと

今の専門家会議、分科会は、尾身茂分科会長という厚労省の代弁者の意見ばかり。

第2章

今さら聞けない、コロナ対策のギモン

22

PCR検査で陽性になっても、誰かにうつすリスクが低いこともあるというのは本当ですか？　コロナ陽性への恐怖心を、厚労省が過剰にあおっているように感じるのですが。

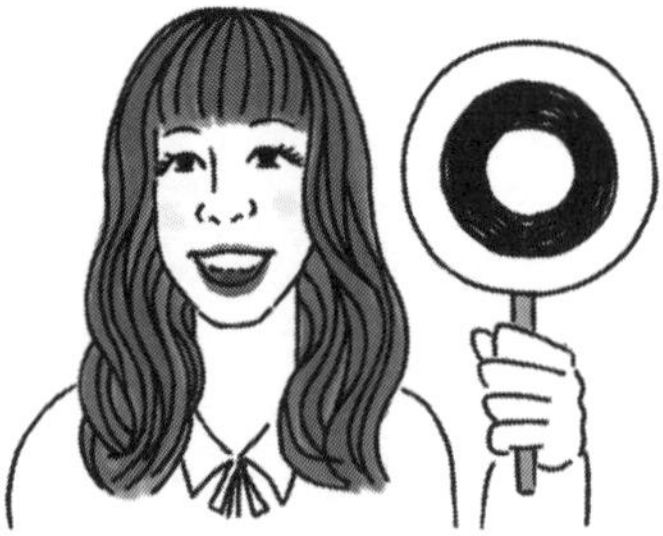

コロナ感染しても、無症状であれば人にうつすリスクは少ないと言われています。厚労省が過剰にあおっているかどうかはわかりませんが、ホームページを見る限り、国民を安心させる工夫はされていないと思います。

無症状感染者は、熱や咳などの症状がある人と比較して他人にうつすリスクは少ないと言われています。症状が出る前に他者に感染させることもわかっていますが、一番感染力が強いのは症状発生時です。他の病気の場合、無症状の人を検査して陽性かどうかあぶり出すようなことはしませんが、インフルエンザも症状が出る前から人にうつすことはありますので、発病前の他者への感染は新型コロナに限ったことではありません。無症状者が他者にうつさないとわかっている感染症は結核くらいなものです。

厚労省が過剰に国民の恐怖心をあおっているかどうかはわかりません。しかし、厚労省の今のホームページのトップページにメインで出すべきは、「日本における年代別重症者と年代別死亡者」[22-1]のデータだと私は思います。私含めツイッターなどで紹介している人が複数います。こうしたわかりやすいデータを出せば、どの年代のどのような人が亡くなっているのか、重症化しているのかが一目瞭然だからです。つまり、「感染者数は10代、20代とか若い人たちが最も多いけれど、重症化するのは明らかに70代、80代の高齢者」だということが国民に一目瞭然になります。新型コロナを特別な病気だと思って、必要以上に怖がる機会は減るように思います。そういうデータを見つけづらい、奥の方にしまっていることには、何か意図があるのでは?と疑ってしまいます。

厚労省のホームページには、「PCR検査は絶対信頼できる検査ではない」とか「症状が少なければ人にうつすリスクは少ない」といったことも書いてあります。しかし、メインは「コロナは怖い」を印象づける仕様になっていると思います。

もしも仮に、「コロナは怖い」と厚労省が国民の恐怖感情をあおっているとしたならば、背景には、医療費提供体制強化のための予算をできるだけ長くとり続けたいという思いがあるのかもしれません。結局、予算が多く取れることは、その省庁の力を示しますから。パワーバランスの問題ですので、予算が多く獲得できれば、霞が関の中のランク付けとして、「厚生労働省には誰もさからってはいけない！」みたいな雰囲気になります。コロナ問題でエリートの財務省を意のままに扱えるのは、厚労省としては気分がいいでしょう。どこの社会でもそうだと思いますが、お金がつくところは当然、一目置かれるので、省庁の感情にもそれがあるのではないかと思います。

もりよのひとこと

厚労省は、ホームページのトップページに国民に安心感を与えるデータを出して、「新型コロナは普通の病気」だと知らせてください。

23

陽性者隔離（待機）期間、濃厚接触者待機期間は、まだこれだけの期間が必要なのでしょうか？

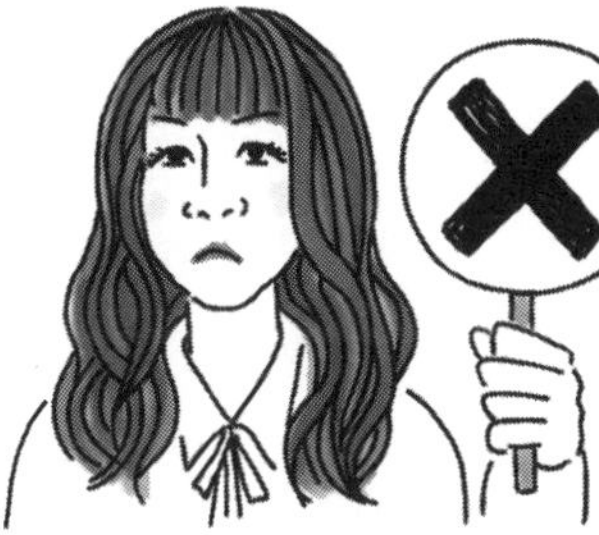

季節性インフルエンザ（41参照）並みの感染症である新型コロナを特別扱いの特措法に入れておくこと自体がおかしいのですから、当然濃厚接触者という概念も変なのです。

２０２２年11月現在で、新型コロナ感染者の自宅療養期間が、症状があれば7日間、症状なしで5日間（検査で陰性が確認された場合）、濃厚接触者は患者と最後に接触があった日の翌日から5日間の待機（検査で陰性が確認されれば3日目から解除）。この期間設定自体に科学的根拠はありません。

そもそも濃厚接触者の概念は「感染症法上隔離が必要な感染症」の概念ですから、新型コロナが5類相当になったら季節性インフルエンザと同じになります。インフルエンザで「濃厚接触者」にされて、隔離されたという話は聞いたことがありません。

オミクロン株にいたっては重症化率、致死率から考えて、法的に特措法に置いておくこと自体がおかしいのですから、「濃厚接触者」が存在すること自体、おかしな話です。

もりよのひとこと

「熱や咳が出て具合が悪ければ外出しない」ということでよいのではないでしょうか。

24

富岳のシミュレーション結果は、エビデンスと言えますか?

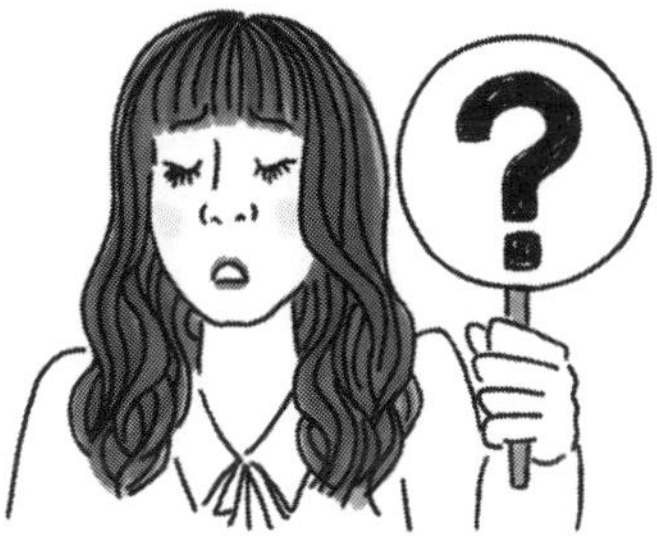

エビデンスではなく“傍証”です。傍証である、富岳のシミュレーションだけで政策決定を行うのは無謀行為です。

富岳のシミュレーションは、一つの実験です。エビデンス（科学的根拠）とは人での臨床研究の結果得られるもので、富岳の実験結果はエビデンスではなく、傍証といったほうが良いと思います。

飛沫の球をウイルスかのように見せた映像の威力はすさまじいもので、国民の恐怖感をあおりました。信頼性のおけるデータを突きつけられるよりも、ああいう強烈な映像を見せられることが人の記憶に焼き付き、感情に訴えます。

しかしながら、人での反応や効果は、人を使った研究でないとわからないことが多すぎます。9のエビデンスレベルのヒエラルキー（9の**図1**「エビデンスレベルの高い順番」参照）を読み直していただくと、さらに理解が深まるのではないでしょうか。

多くの人数を集めて行う研究は臨床研究、疫学研究（調査）と呼ばれます。なぜ大規模な臨床研究が必要かと言えば、それだけのことをしないと、人での効果なり反応なりがわからないからです。

ワクチンや新薬の効果も大規模疫学研究の頂点に位置するＲＣＴ（ランダム化比較試験）という手法を用いて行われます。ＲＣＴの確立からＥＢＭ（エビデンス・ベースド・メディスン、科学的根拠に基づく医療）が始まったといってよいでしょう（10 46参照）。

60年以上前に、学問的に確立された手法の臨床研究（RCT）より富岳のシミュレーションが信頼性が高いということを示すためには、その証拠を世界に示し、納得させる必要があります。それはかなり難しい話だと思います。

もりよのひとこと

エビデンスは人での調査研究から得られます。傍証と区別して考えるくせをつけると、感情優先の視点から離れられます。

25

PCR 検査、抗体検査、抗原検査で一番信頼できるのは、PCR 検査ですか？

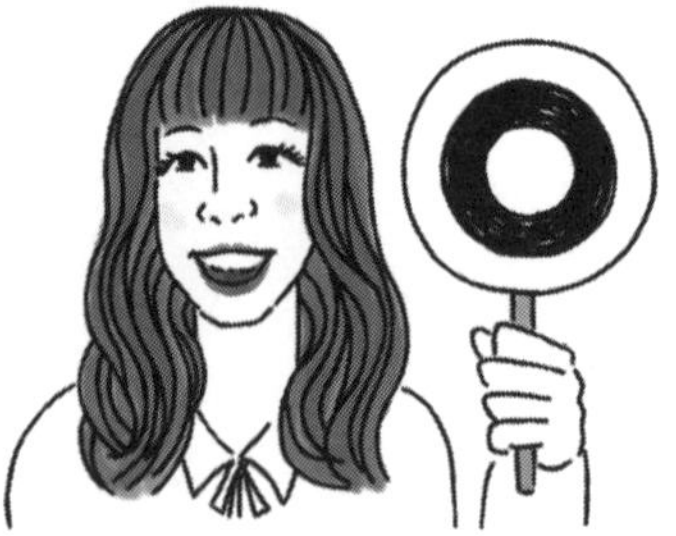

どんな検査も 100％信頼性のあるものは存在しませんが、３つのなかではPCR 検査が最も信頼性が高いと言えます。

表 抗原検査とＰＣＲ検査の違い

検査種類	抗原定性検査	抗原定量検査	ＰＣＲ検査
○調べるもの	ウイルスを特徴づけるたんぱく質（抗原）	ウイルスを特徴づけるたんぱく質（抗原）	ウイルスを特徴づける遺伝子配列
○精度	検出には、一定のウイルス量が必要	抗原定性検査より少ない量のウイルスを検出できる	抗原定性検査より少ない量のウイルスを検出できる
○検査実施場所	検体採取場所で実施	検体を検査機関に搬送して実施	検体を検査機関に搬送して実施
○判定時間	約30分	約30分＋検査機関への搬送時間	数時間＋検査機関への搬送時間

新型コロナウイルス感染症に関する検査について
厚労省HP（https://www.mhlw.go.jp/stf/seisakunitsuite/bunya/0000121431_00132.html）より

どの検査でも１００％信頼性があるものはなく、偽陽性あるいは偽陰性というものが確実に存在します。スクリーニング検査の信頼性検定を行うことは、実際はとても難しいのですが、ＰＣＲ検査に関してはＷＨＯが世界スタンダードと決めています。

抗原検査の信頼性検定は、ＰＣＲ検査ほど厳密に行っているわけではなさそうです（**表**）。ＰＣＲ検査は鼻から綿棒を入れて鼻咽頭ぬぐい液を採取するので侵襲性もあり、時間がかかるので、唾液による簡便な検査の抗原検査が使われるようになったと理解しています

元々、検査は医師が確定診断をつけるための手助けとして行うものです。もしＰＣＲ検査だけで

病気の診断が可能だとしたら、医師は不要になります。

例えばインフルエンザの患者さんが診察に来たときに、「インフルエンザっぽいよね、とりあえず検査しておこうか」ということで検査して「ああ、インフルエンザだったね」とか「インフルエンザの検査は陰性だけど、症状的にはインフルエンザだからインフルエンザだよね」という具合に診断をつけるのが医師です。

つまり、検査とは確定診断をつけるときの補助的手段であり、診断は医師が行うものです。

もりよのひとこと

一般の人がすすんでPCR検査をする必要性はほとんどないです。

26

PCR 検査など、スクリーニング（あぶり出し）検査の結果は、100％信頼していいものですか？

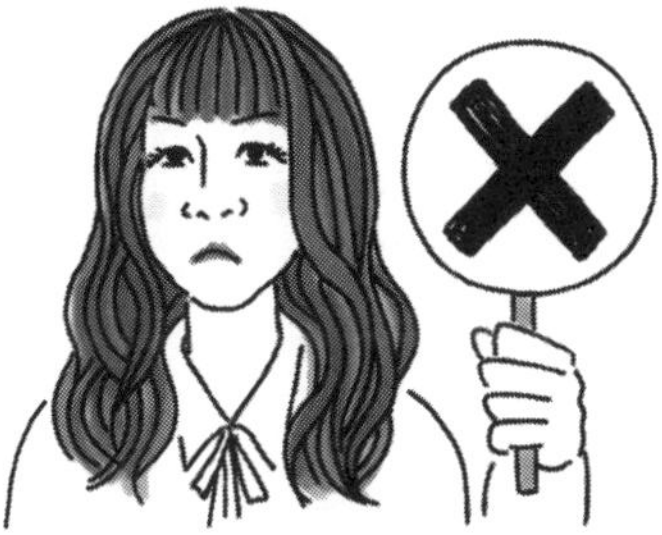

信頼性をはかる指標には、敏感度と特異度があり、「偽陽性」「偽陰性」が出ます。100％信頼できるあぶり出し検査は存在しません。

PCR検査、乳がんや胃がんのスクリーニング検査なども含めて、すべての検査において100%の信頼できる結果は存在しません。

それでも検査が必要な最も大きな理由は、感染の広がりを把握して、政策決定に役立てるためです。現状がわかっていなければ、政策決定はできません。

感染がどの程度広がっているかを把握するためには国民全員に、定期的に検査を行えばよいのですが、こんなことは到底無理です。そこで行われるのが標本抽出（標本調査）という手法です。

例えば選挙の出口調査は、開票率1%程度でも当選確実が出ることがあります。これは、統計学的に信頼性のある標本抽出（無作為抽出：ランダムサンプリングといいます）を行っているからです。もし、標本抽出が、出馬した人の支持者ばかりから行われたとしましょう。当然、ほとんどの人が、自分たちの支持する候補者に投票し、これを全国の平均集団として扱うことには無理があります。

それゆえ、どのように標本抽出が行われるかが、とても重要です。

信頼性の高い手法で標本抽出を行い、選んだ人たちに定期的に検査をしてデータを取れば、「日本全体ではこれぐらい感染が広がっているんだな」、「ここのエリアでは感染が集中している」などと推測ができます。その推測をもとに「重症者はこれぐらい出そうだ」とか「ICUがこれぐらい必要だ」という計算ができるのです。

本来PCR検査は、感染の広がりを把握するために使用されるのが主たる目的です。しかしながら、日本においては患者隔離が主たる目的になってしまいました。2022年9月になって定点把握という言葉が使われ始めましたが、この定点がランダムサンプリングではないので、かなり偏った統計データとなっているのです。

もともと日本の新型コロナのデータは病院と保健所からのもので、それが一般人口を代表しているとは言えない偏ったデータの取り方をしてきました。そして、流行後期になってから一般にPCR検査を解禁にしたため、データの連続性もかなり怪しいところがあります。乱暴な言い方をすれば、政策決定のために必要なデータを取ってこなかった、ということになります。

感染の広がり度合いを調べる疫学調査としてPCR検査は今のところ唯一の検査法です（25参照）。日本全体での感染の広がり度合いを調べる場合、調査対象は無作為に抽出して定期的に行わないと現実に近い数値は出てきません。

「真の新型コロナ感染者」という人たちのグループで「検査して本当に感染していると断定できるもの」（検査の敏感度：**図**のA部分）、そして、「真に感染していない」という人たちのグループで「検査によって感染していないと判定できるもの」（検査の特異度：**図**のD部分）で、スクリーニング検査の信頼性は決まります。

本当は新型コロナにかかっていない（陰性）のに、検査で陽性と判定された人は「偽陽性」（**図**のC部分）、コロナにかかっている（陽性）のに、陰性と判定された人は「偽陰性」（**図**のB部分）です。

本来感染しているかどうかを調べるのが検査の目的なのですが、最初から感染しているかどうかがわかっていれば検査をする必要もないのです。ですから、検査の敏感度と特異度を、未知の病気に対して、その検査の能力をはかる指標に使うことには無理があります。卵が先か鶏が先かの議論と同じようなものです。

それゆえ、陽性適中率（ＰＰＶ：Positive Predictive Value）という指標を、スクリーニング検査の信頼性の代わりとして使うことが多くあります。これは、検査で陽性だった

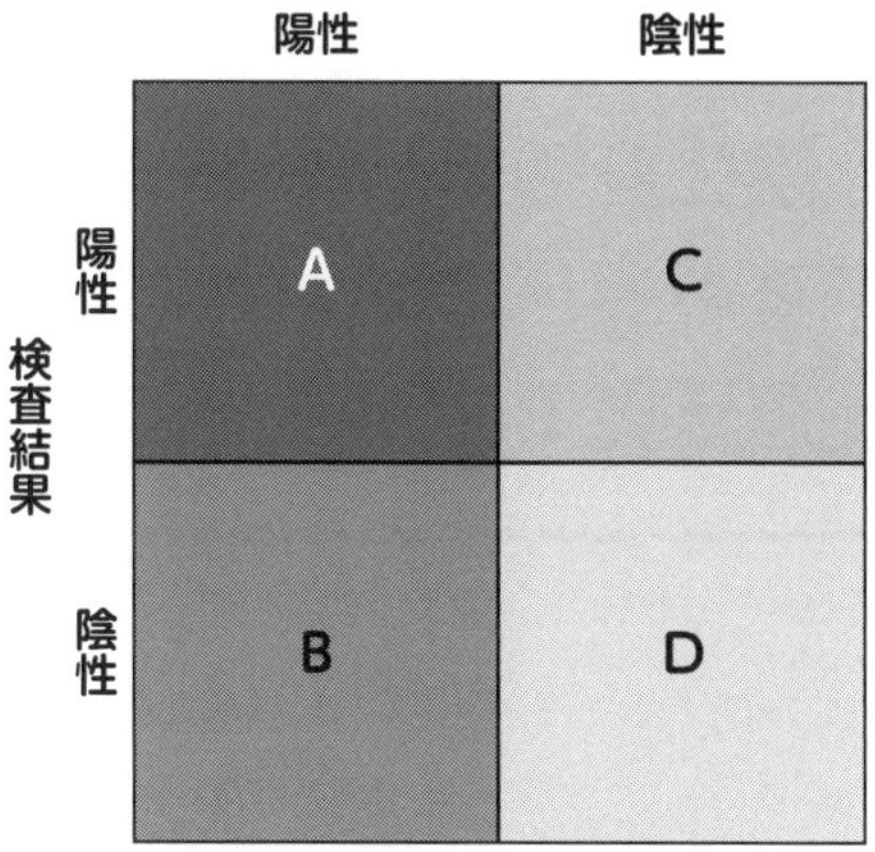

A：かかっていて、検査も陽性
B：かかっているのに、検査は陰性（偽陰性）
C：かかっていないのに、検査は陽性（偽陽性）
D：かかっておらず、検査も陰性

図　PCR検査の信頼性

人の中で、実際新型コロナの感染者はどの程度いるか、で判断されます。PPVは感染の広がりが小さい場合には、値が過小評価される問題点があり、感染があまり広がっていないときには使えないという限界があります。

もりよのひとこと

信頼性の高い手法で標本抽出を行わなかった日本は、コンパスを持たずに砂漠をさまよっていたのと同じです。

27

陰性証明は意味がありますか？　検査の翌日にかかることだってあると思うのですが……。

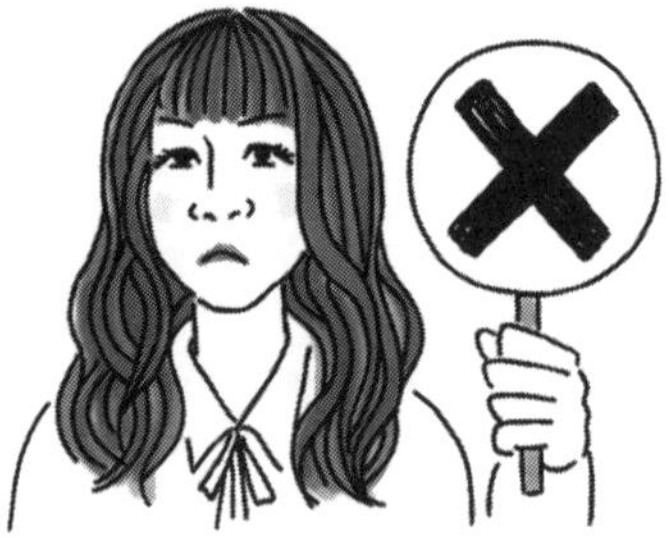

陰性証明にエビデンスはないです。なんとなく安心感を与えるだけのものですね。

25 26でお話ししたように、そもそも検査で陰性だからといっても100%陰性かどうかはわからないわけです。26でお話しした特異度の問題は確実に存在します。

したがって、検査で陰性だからといって、本当に感染していないかどうかは、神様にしかわかりません。たとえ今、陰性でも、証明書をもらって外へ出た瞬間に感染するかもしれないのです。

こうした事実を見れば、検査で陽性だ、陰性だと騒ぐのはおかしいと思います。

感染流行のごく初期の、もしかしたら封じ込めが可能であった段階であれば、感染者のあぶり出しも有用であった可能性があります。しかし、今の状況を見てみれば、尾身茂分科会長も新型コロナに感染したように、誰でもかかっている可能性が大です。このような段階において、感染者をあぶり出して隔離する意味は全くありません。

もりよのひとこと

陰性証明は「イワシの頭も信心から」みたいなもの。

28

情報番組で新型コロナについて語っている専門家のコメントは、信頼していいですか？

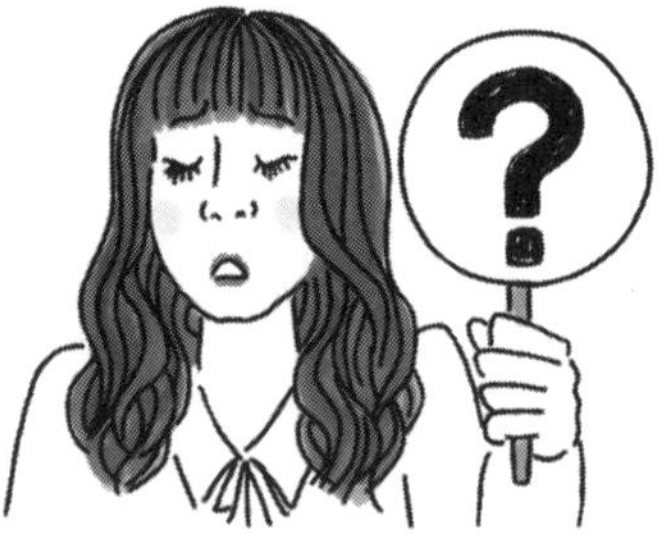

これはNOに近い「？」です。私から見ると、彼らのほとんどは「テレビ局の要求どおりにコメントする人」です。

テレビは本当に視聴率が命です。新型コロナの恐怖をあおることで視聴率がとれたので、「あおり系の人以外は視聴率がとれないから来てほしくない」というのが、テレビ局側の選定基準のようです。

私も、いわゆるワイドショー番組から、最初の頃は出演オファーが来ていたのですが、私が人と違う意見を言うのでだんだん呼ばれなくなりました。私の意見を当初から徹頭徹尾、取り上げてきたのは、『正義のミカタ』（朝日放送テレビ）ぐらいだと思います。

確かに、コロナ対策に関しては、どの方法が正しいかを検証することは難しいです。しかし、テレビでコメントをしている専門家の大多数は、テレビ局の視聴率をとれる方向性、すなわち「コロナは怖い」というあおりの方向性にきちんと対応してくれる人、と思っていればいいのではないでしょうか。

私自身は、その時点でのエビデンスに基づく発言がされてきたのは『正義のミカタ』だけだと思っています。あの番組で出してくる論文のデータは、その時点においては、間違いなく正しいものです。もちろん後になって、わからなかったことがわかる、ということはありましたが、それはその時々で修正してきました。何より、大所高所に立った「社会経済を回さなきゃいけない」という大きな方向性は、出演者の多くと同じで、感染対策と経済と両立することの困難性を、真摯に取り上げる番組だと思います。「感染を抑えることと経済を回すことの両輪」などという、いい加減な意見はありませんでしたから。

制作サイドも「思ったように言ってください」と言ってくださり、台本も駄目だったら徹底的に書き直す。それを制作サイドも受け入れてくれました。

研究者は、例えば学会発表をする場合は、「自分たちはこういう企業からこういう支援を受けています」ということを明らかにして、確実にいくらもらっているかまで示すことが義務付けられています。研究者が製薬会社からもらっている援助金のリストは、週刊誌などにも出ています。それなのに不特定多数の人が見るテレビという公共電波で、専門家として発言する医師はどの企業から支援されているかを明らかにせずに発言していいのかというのは問題です。私はこれは放送倫理の問題だと思います。

ワクチンをはじめとする公衆衛生の政策は、効果があれば行うべきです。しかし、中長期的な効果や安全性などが不明である中で、厚労省が「データ専門家」として、ワクチン強硬派や「コロナは怖い派」みたいな極端な人を出してくるのも、問題だと思っています。

厚労省の専門家集団の人選は、明らかに自分たちに都合がいい人たちです。厚労省にしてみればいつまでもコロナが終わってほしくないわけですから。

ＷＨＯもジュネーブの厚労省と同じではないのでしょうか。世界から注目されることといったら今を逃す手はありません。１００年に１度回ってくるかの我が世の春を謳歌したい、というのが彼らの本音ではないのでしょうか。

尾身分科会長が一時、インスタ投稿をしていましたが、テレビに出たりインスタを始めたり、ちょっとしたスター気分だったのかもしれません。

もりよのひとこと

テレビでコメントをしている専門家の多くは厚労省のプロパガンダに乗った人?!

29

ワクチンと集団免疫は別物ですか？

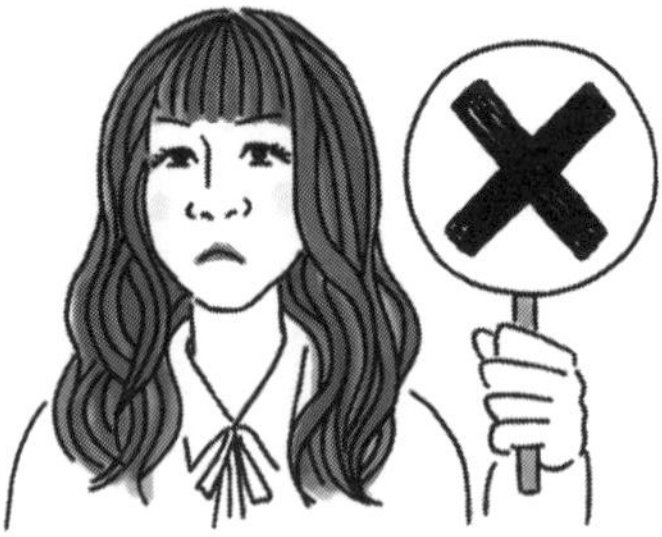

別物というわけではなく、「自然獲得免疫」と、ワクチン等で得られる免疫を合わせたものが、集団免疫です。

集団免疫は、実際に感染症にかかって得られる「自然獲得免疫」と、ワクチン等で得られる免疫を合わせて、集団としての免疫が一定程度保たれて、ある一定期間、感染症から守られる状況を指します。日本で一時期、非常に感染者が少なかったのは、2回目のワクチンの接種率がものすごいスピードで上がり、80％を超えたからだという説がありました。ただ、無症状の感染者が増えたという理由も考えられ、本当のところはわかりません。

緩和戦略をとったスウェーデン（2参照）は、感染者がピークを迎えた後、集団免疫を達成して感染者が減ったのではないかと言われましたが、それは間違いでした。

個人的には、重症化がほとんどない若い世代は、ワクチンを打った後に高熱が出たりして、学業や業務に支障をきたすことを考えると、無理に打つ必要もないのではないかと思います。もちろん、ワクチン接種は個人の選択になりますが、無症状感染者も多いですから、自然獲得免疫でいいのではないかと思います。

もりよのひとこと

重症化が極めて低い若年層は、ワクチンを無理に打たなくてもよいのではないでしょうか。

30

新型コロナの致死率は、インフルエンザより高いですか？

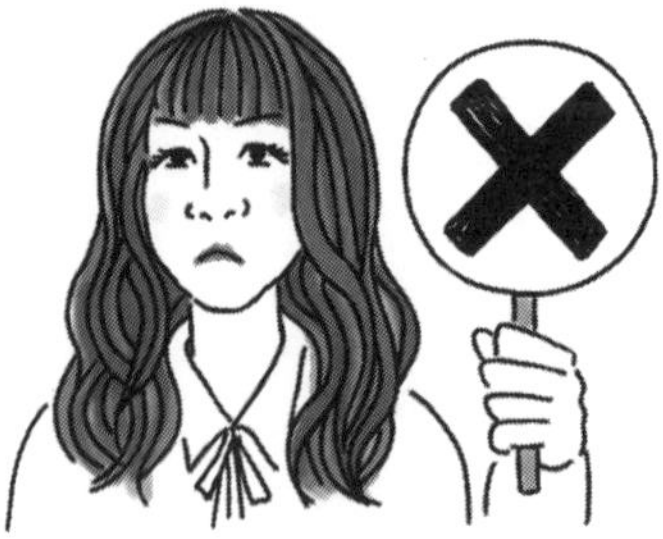

今あるデータで見る限り、60歳未満においてはオミクロン株は、第5波を過ぎたあたりから季節性インフルエンザ（41参照）と、重症化率も致死率もほとんど変わらず低いです。

表　新型コロナウイルス感染症対策アドバイザリーボード事務局提出資料（R4.7.13）

	第5波(デルタ株)(R3. 7〜10)		第6波(BA1.2)(R4. 1〜2)		季節性インフルエンザ(H29. 9〜R2. 8)	
	重症化率	致死率	重症化率	致死率	重症化率	致死率
60歳未満	0.56%	0.08%	0.03%	0.01%	0.03%	0.01%
60歳以上	5.0%	2.5%	2.49%	1.99%	0.79%	0.55%

（出所）新型コロナウイルス感染症対策アドバイザリーボード事務局提出資料（R4.7.13）を加工。
大竹文雄、小林慶一郎：第8波対策について　第20回（令和4年11月11日）新型コロナウイルス感染症対策分科会　参考資料8．より転載。

新型コロナのオミクロン株の、実際の重症化率と致死率は、厚労省アドバイザリーボードが出している資料を見る限り、60歳未満において、季節性インフルエンザとほとんど変わらず低いと推測されます[30-1]（**表**）。

どんなに遅くとも、第5波を過ぎたあたりから、インフルエンザ相当の扱いで十分だったと思います。統計の取り方で、通常肺炎やそれ以外の病気での死亡も、PCRでコロナ陽性とわかれば「コロナ死」とされるため、死亡者数は多く見積もられている可能性があります。脳卒中でも心筋梗塞でも、最終的にコロナ陽性なら「コロナ死」。交通事故で亡くなった若者が、死亡後の検査でコロナ陽性とわかり「コロナ死」と判定された例もあります。

ある番組で、「母数がよくわからないため、本当の新型コロナの重症化率と致死率はわからない。だからまだ、新型コロナがインフルエンザより安心とは言えない」という旨の発言をした医師が一緒に出演していましたが、もともと日本は系統立ったデータが取れていないのですから、今国から出されている数字を基に考えるしかありません。

もしかしたら、日本が〝さざ波〟というのも間違いで、単にPCR検査が少なかったため、さざ波のように見えた可能性もあるのですから。

もりよのひとこと

本当は他の病気で死亡したかもしれない人たちが含まれていることがあるので、本当の「コロナ死」の数はもっと少ない可能性があります。

31

新型コロナの後遺症は、インフルエンザより重いですか？

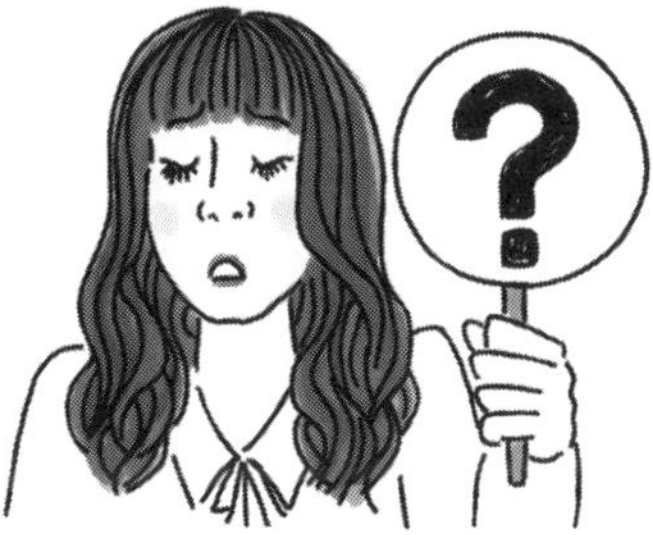

中長期的なデータがないのでよくわからないとしか言えません。現在までのところ、新型コロナのほうが重いというエビデンスはありません。

厚労省は、中長期的な新型コロナとインフルエンザの後遺症に関して大規模調査をしたことがないので、よくわかりません。

「後遺症があるから感染症法上の2類相当から5類相当に下げられない。特措法から外せない」などと言われることもありますが、中長期的な後遺症はかなり先までわからないことです。

後遺症はコロナ以外の感染症にも存在します。代表的なものは「インフルエンザ脳炎」であり「麻疹後脳炎」です。代表的な後遺症を中長期的に調べていく必要はありますが、「だから後遺症があるからコロナは怖い」という考えはおかしいと思います。

イスラエルで最大の医療機関が行った大規模調査によると、感染症による有害事象として、急性腎障害、心筋炎、不整脈などが挙げられています。[31-1]

テレビなどでよく取り上げられている、「味覚障害が感染後も治らない」というケースもあるでしょう。

ADL（日常生活動作）が低下するクロニック・ファティーグ・シンドローム（慢性疲労症候群）と関連性があると言う人もいますが、これはHIVウイルスと関連があると言う人もいますし、新型コロナと関連があるのかはまだわかりません。後遺症が発症する確率がどの程度なのかの見極めをするのに必要なのが大規模調査ですから、データを取って比較することが重要です。後遺症対策に国として取り組むかどうかは、データを見てしか判断できないことです。

ワクチンの副反応もそうで、特異体質の人はいて、ワクチンにおいても幾ばくかの人は亡くなるかもしれない、ワクチンで絶対誰も死なないとは言えなくても、国民に推奨するのかどうかの決定は、大規模調査によるデータから導き出した確率論に基づいて行われるものです。

繰り返しになりますが、新型コロナの中長期的な後遺症に関しては、イスラエルのようなデータ収集をしない限り、わかりません。

もりよのひとこと

すべての道は、系統立ったデータ収集に通じます。

32

マスクを着け続けることでの副反応は考えられますか？

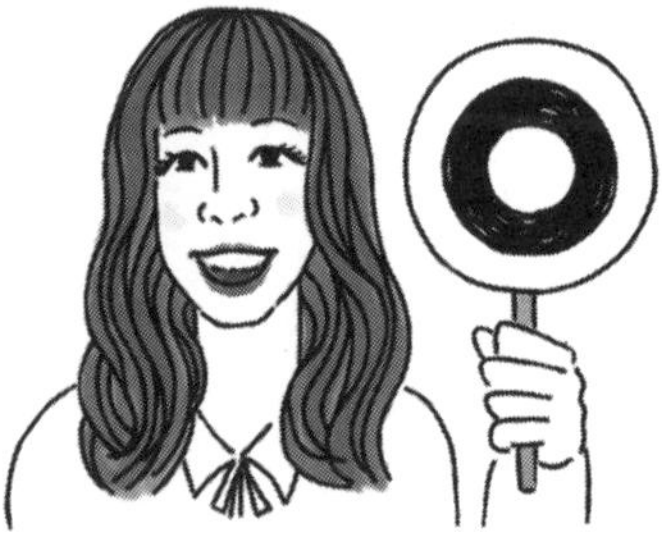

最も懸念されるのは、子供たちの成長過程、精神活動に影響をきたすのではないかという指摘です。

日本には、マスクを好む国民性があるのでしょうか。屋外で外している人は若干増えてきたものの、インフルエンザと同じ程度の感染症に対して、おそらく国民の9割以上が未だにマスク生活を行っています。

マスクを通常的に着ける大きな問題の一つに、人との信頼関係を構築できないということがあります。私の恩師である、故・カムストック（GW Comstock）教授（ジョンズ・ホプキンズ大学教授）は、結核病棟に勤務している際、「治療が始まっていない、塗抹陽性患者と話す以外は、N95マスクをしない」を貫きました。結核は治療を開始して1週間程度で、ほとんど人にうつすことはなくなります。そのエビデンスがあるのに、結核患者と相対するたびにマスクを着用することは、医師と患者の信頼関係構築を妨げるとして、右記の状態以外は決してマスクをすることはありませんでした。

この考えは職場でも当てはまります。

ある企業の経営者が、「コロナ登場前にも、インフルエンザや風邪でマスクを使用し、治ってもマスクを着け続ける若い職員が相当数いるが、このような職員は人との関係が構築できず、内にこもってしまう傾向がある」と話してくれました。マスクをするということは、自分の表情を隠すことにつながります。お互いの表情を確認しない中で人間関係も機械的な要素を帯びてくるのではないでしょうか。

子供は親や先生、友達の表情を見ながら成長します。表情を見て、相手が喜んでいるか、不快になっているかを感じ、それに応対する接し方を学んでいきます。すなわち他者への思いやりを学んでいくことになります。

子供の成長過程において、他者との共存は最も重要な社会生活能力です。マスクで人の表情を見られない生活の中で、どれだけ問題が生じるのか、心理学、精神医学の専門家がもっと声を上げるべきだと思います。

また、実際に子供の成長過程や、若年層の精神状態にどのような影響を与えるのか。この分野での詳細な調査、研究が極めて重要だと思います。

もりよのひとこと

表情がわからない中での子供の成長過程の問題に関して、心理学、精神医学の専門家は、強く警鐘をならすべきです。

33

日本は国産の新型コロナのワクチンや治療薬をつくれないのですか？

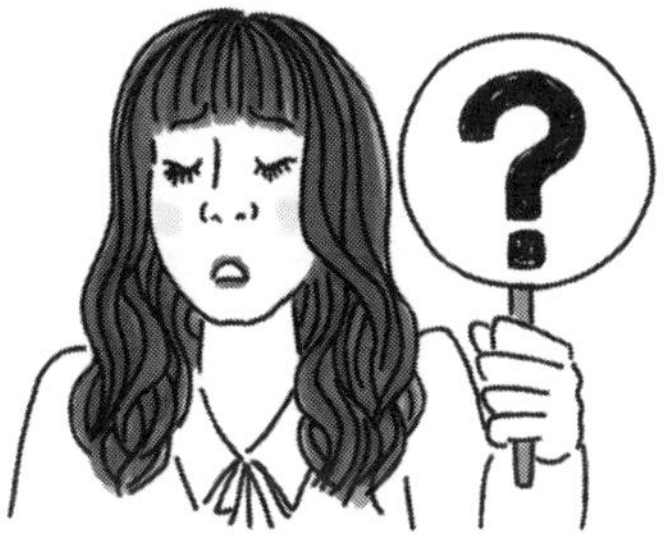

世界から周回遅れの日本。国産のワクチンや治療薬をつくるハードルはかなり高いです。

2022年11月に、塩野義製薬の新型コロナウイルス感染症治療薬「ゾコーバ錠」が日本で緊急承認されました。

私は日本の国益なり、国防なりを考えたときに、ワクチンの国内開発はとても重要だと思っています。というのも、お金を出せばファイザーやモデルナのワクチンが届いたので、全部が国産である必要はないと思いますが、国内で治療薬やワクチンがつくれないと、何かあったときに海外頼みになってしまいます。国が研究にお金もかけなさすぎです。

以前、私は『正義のミカタ』で、「今の日本には大規模治験ができる能力はない。国も研究機関も製薬メーカーも。本当に日本が国内でのワクチン開発をやるとしたら、今が最後のチャンスだと思う」と言いました。それを観ていた塩野義製薬の手代木社長に呼ばれたときも率直にその話をしました。

ファイザーやモデルナは、実用化されるまでに5万人程度の規模の治験を行っています。それぐらいの人数でやらないと効果判定ができないのは計算式から明らかです。それから考えると、その規模の治験ができない製薬メーカーが特別承認をもらうのは本末転倒だと思います。特別承認は様々なプロセスをスキップして、数少ない人数での治験でも許認可を得る特別な方法です。アメリカなどでも行われますが、通常の治験ができる能力があるところが行うものであって、そもそもできないところが特別承認を目指すこと自体、私はナンセンスだと思います。

コロナ対策の16兆円と言われる使途不明金は、こうした新薬やワクチン開発に使われるべきです。日本のお金のかけ方は、欧米の100分の1程度です。

アメリカには100日プロジェクトという、100日で新しい感染症に対するワクチンを構築するプロジェクトがあります。治験もビジネスになっていて、主に保険会社が治験ビジネスに参入してきます。保険会社にしてみれば、必要ない医療費を支払いたくないわけで、費用対効果がはっきりしないものに関しては保険を使わないようにしなければならない。だから保険会社は治験に投資をするのです。

ところが日本は国民皆保険で、新しい医療機器や医薬品に関しての承認は医薬品医療機器総合機構（ＰＭＤＡ）が行い、十分なデータはちゃんと揃わないままでも許認可がされるというしくみになっていると思われます。

例えば結核には人種差が明らかにあり、発病リスクは黒人で一番高く、一番低いのは白人です。アジア人は中間です。感染症ではありませんが、糖尿病発症にも人種差が存在します。糖尿病に関しては、アジア人のリスクが他の人種よりも高いのが明らかです。このように人種差があることから、日本で治験ができるようにすることは、とても大切なことです。何より、新しい感染症が出現した際は、他の国で治験をすること自体、難しいでしょうから。

研究開発に力を入れないことによる大きな弊害の一つが、頭脳の流出です。優秀な研究者が中国、韓国などのお金を出してくれるところに行ってしまうことです。これが国防上一番の問題だと思います。

もりよのひとこと

医薬品開発は、国家安保の一つとしてとらえるべきです！

34
新型コロナワクチンの後遺症や妊婦への影響はわかっていますか？

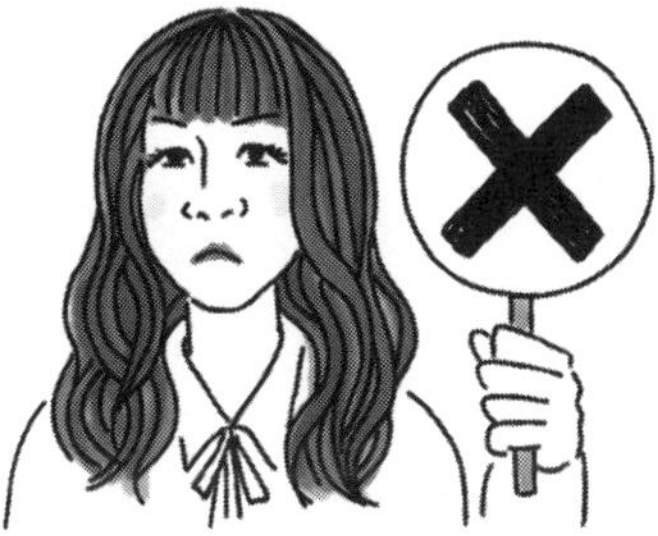

後遺症（副反応）や遺伝子への影響など、中長期的な健康被害はわかりません。

イスラエルは、新型コロナのワクチンであるmRNAワクチンのまれな副反応事例を、国家レベルで調査をしています。[34-1] その結果によると、ワクチンにおける後遺症として心筋炎の発生リスクはありそうですが、新型コロナにかかった後の後遺症でも心筋炎が報告されているので、現段階では、ワクチンによる心筋炎は新型コロナによる心筋炎と比較して、どれだけ発生確率が高いのかは結論できないです。その他、比較的軽微なワクチンの副反応事例としてリンパ節腫脹が挙げられています。脳出血や心筋梗塞などの重篤な副反応発生リスクはほぼないことが、報告されています。

妊婦についても中長期的なデータ収集と解析が必要です。[34-2]

mRNAワクチンに使われるmRNAはそもそも体の中にあるものであり、新型コロナもRNAウイルスなので、ワクチンを打たずに感染した場合にも、相当量のRNAにさらされることになります。ワクチンを打つ、打たないの比較だけでなく、打った場合と感染した場合との健康被害の発生確率の比較も重要になります。

mRNAよりそれを包んでいて、ワクチン効果を高める作用をする脂質性ナノ粒子（LNP）のほうが、非常に稀ですが自己免疫肝炎も報告されているので、リスクとして注目すべきかと思います。[34-3,4] 新型コロナワクチンは免疫を賦活させるもので、こうしたものはいろいろな免疫応答に関わってくるので、最終的にどのように作用するかがわからないのです。

それから、新型コロナに感染していると知らずにワクチンを打つと副反応はひどくなるかどうかという質問も受けますが、25 26などで述べたようにＰＣＲ検査でも本当に感染しているかどうかの１００％のあぶり出しは不可能です。ですので、この質問に対する答えを見つけ出すことは難しいと思います。

もりよのひとこと

答えがわからないことに関して、わかったように答える専門家は、最も不誠実だと思います。

35

インフルエンザと新型コロナのワクチンを、同時に打ってもよいですか？

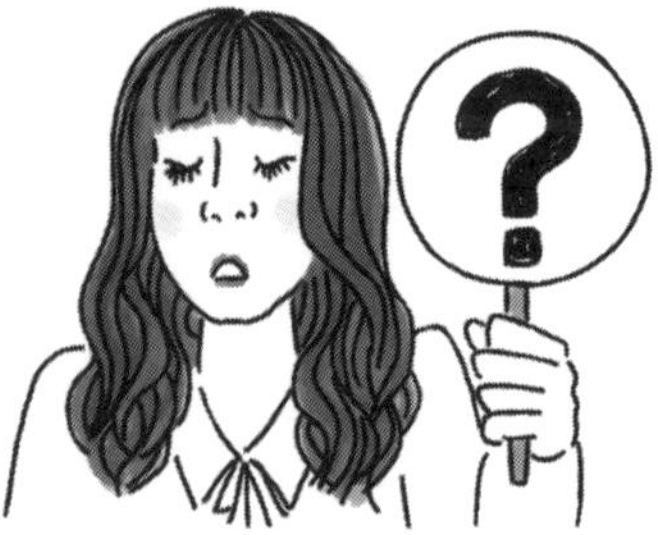

インフルエンザと新型コロナのワクチンを同時に打って大丈夫かどうかについて、その安全性や効果を示すエビデンスは、私の知る限りありません。両方の副反応が出て増幅される可能性も考えられますから、あえて同時に打つ必要はないと、個人的には思います。

私は「ワクチンの中長期的な副反応はわからない」、「エビデンスがないからわからない」と言うので、今、アンチワクチン派とワクチン推奨派の両方から叩かれてるようです。

「ワクチンは若い人たちには必要ないと言ってるからワクチン反対派じゃないか？」それはワクチンが危険だから言っているんでしょう？」という人がいますが、それは違います。

「ワクチンが危険だからというより、ほとんどの若い人たちはコロナにかかっても重症化しないのに、ワクチンの副反応の発熱で学校や会社を休むのなら、打つほうのデメリットのほうが大きいから打たなくていいじゃないんですか」と私は言っているだけです。

もりよのひとこと

感情論でものを言う人が多いので、「ワクチン推奨か反対か、どちらかにつけ！」となってしまうのですね。

36

新型コロナワクチンに重症化予防の効果はありますか？

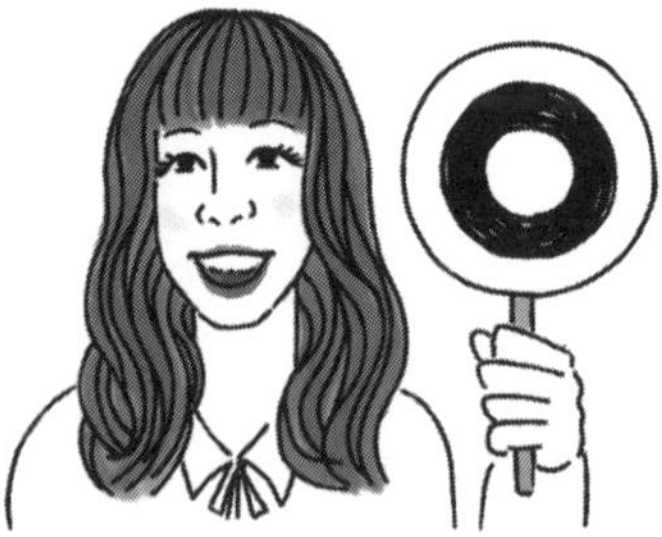

海外の論文から見ると、「ある」と言ってよさそうです。

2022年11月に加藤勝信厚生労働相が、オミクロン株に対応したワクチンは、従来株のワクチンを上回る重症化予防効果があると、会見で言っていました。現在までの治験では、感染予防はまずまずだけれども、重症化予防には効果がありそうです。[36-1, 2]

2回接種と3回接種を比較すると、オミクロン株に対して入院予防が76・5%との結果が出ています。[36-3] 長期のフォローアップの結果で、オミクロン株に対して、入院、死亡抑制効果が、2回投与でも3回投与でも高いという報告があります。[36-4]

もりよのひとこと

高齢者は、重症化予防の目的で、年に1度程度、ワクチン接種をするとよいと思います。

37

生後６カ月〜４歳の乳幼児向けの新型コロナワクチンは成人用よりリスクがありますか？

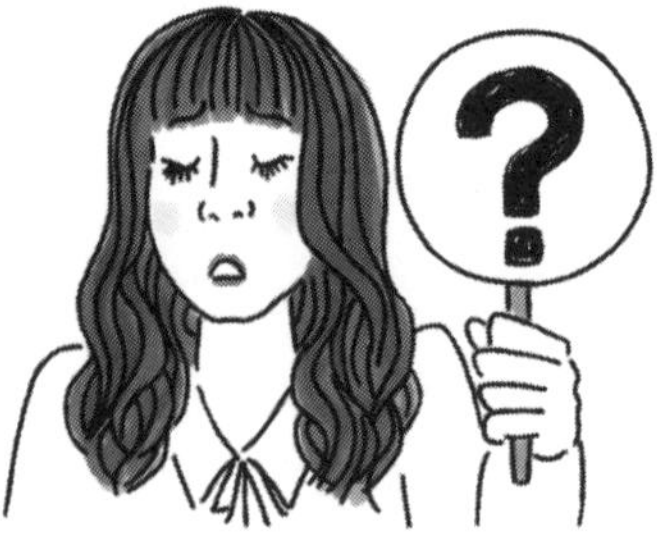

アナフィラキシーなどの短期的な重篤な副反応については、成人のワクチンと比しておそらく変わらないと思います。中長期的なものは、成人と同様によくわかりません。

乳幼児における重症化・死亡例の数と、ワクチンの有効性や安全性、感染状況を鑑みて、乳幼児を対象にワクチン接種が勧められることになったのだと思います。37―1

ワクチンの最初の治験は大人を対象に行って、次に子供たちに行い、今のところはそこまでのリスクはないのでは、と言われています。

乳幼児用のワクチンが3回接種で1セットになっているのは、現時点で初回接種として臨床試験が実施されて合計3回接種の用法で薬事承認がなされているからです。

現在までのところ、乳幼児向けのワクチン接種は、短期的な視点で見たとき、経験値で大丈夫そうだ、という程度です。中長期的な副反応は、乳幼児に限らず、どの年代に対してもわかりません。逆に、乳幼児が特に重症化しやすいというエビデンス（科学的根拠）もないことから、特に積極的に勧める科学的根拠も乏しいと思います。

もりよのひとこと

乳幼児に無理して新型コロナワクチンを打つ必要はないのではないでしょうか？

38

ワクチンの副反応による死者は本当にほとんどいないのですか？

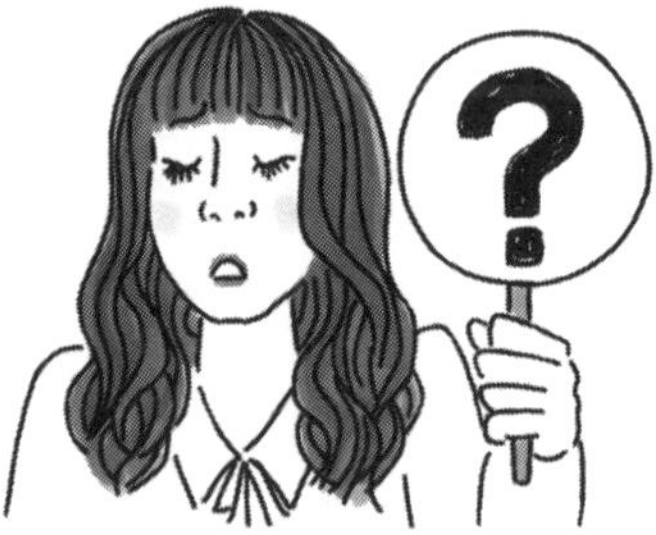

実際に「ほとんどいない」かどうかはわかりません。

どんな物質に対しても、特異体質の人は一定程度存在します。食品で有名なのは〝そば〟アレルギーです。大多数の人はそばを食べても何も起こりませんが、そばアレルギーの人は、食べると重篤なアナフィラキシー反応の結果、気道浮腫を引き起こし、命を失うこともあります。ですが、そばに対するアレルギー反応を持つ人がいるからといって、そばの製造自体を政府が禁止することはありませんよね。これと同じことがワクチンにも言えます。

すなわち、新型コロナワクチンに対する特異体質の人は、重篤な副反応を引き起こす可能性があり、それはゼロではないということです。

ワクチンは国策として導入されるので、ワクチンで少数が死亡したとしても、大多数が重症化予防などの利益を得られれば、ワクチンを中止するという判断にはなりません。この理由から、個別事象における因果関係を樹立することは、ワクチンを継続するかしないかの判断には無益です。

仮に、ワクチンを打ったグループとワクチンを打たなかったグループと比較して、ワクチンを打ったグループで重篤な副反応事例の発生確率が有意に高かった場合は、ワクチンを中止すべきです。また、ある年代で、特異的な副反応が多かった場合は、その年代における接種を勧告しない、という方法もあります。

こうした政策上の決定にはランダム化比較試験（RCT、9参照）のようなエビデンスレベルの高い臨床研究が必要であることは言うまでもありません。

もりよのひとこと

個別事象の因果関係を追っても、政策変更の助けにはなりません。これを「因果推論の根本問題」と呼びます。

39

新型コロナやワクチンの副反応による発熱時の、非ステロイド性消炎鎮痛薬（NSAIDs）の服用は推奨されていませんか？

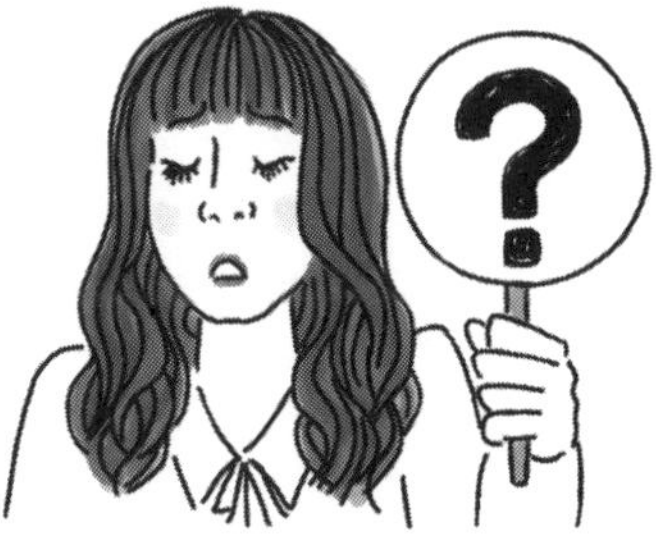

使わないとしている医療従事者は多いですが、本当にこれを使うと悪影響があるのかどうかはよくわからないです。[39-1~4]

「使わない」としている医療従事者は多いですが、本当にこれを使うと大変なことになるのかはよくわからないです。アセトアミノフェン（カロナール）の服用は推奨されていますね。

インフルエンザにNSAIDsは禁忌と言われていますが、新型コロナに関してはこれもデータ不十分と思います。NSAIDsと感染症、特に新型コロナとの関係について、NSAIDsで悪化するというエビデンスはないものと思われます。

2年ほど前、まだ、新型コロナが流行し始めた頃、イブプロフェンがよくないということから、NSAIDs全般が推奨されないという風潮になったと記憶しています。しかし、新しい海外論文によると、NSAIDsの使用で悪化するという明確な証拠が見つからない、というのが本当のところのようです。

もりよのひとこと

アセトアミノフェン（カロナール）のほうが安全というエビデンス（科学的根拠）もありません。

40

今も新型コロナに行動制限は必要なのですか？

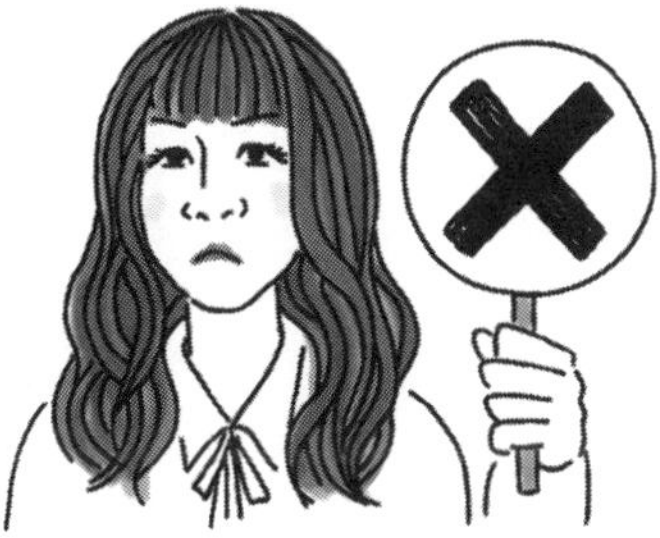

季節性インフルエンザ並みの重症化率・致死率の新型コロナに、行動制限は必要ありません。

そもそも論として、新型コロナが特措法（4参照）にある感染症であることに法的根拠がありません。

その理由として、オミクロン株の重症化率と致死率は、60歳未満では季節性インフルエンザと変わらない低さだからです（30参照）。特措法第15条第1項によれば、「新型インフルエンザ等にかかった場合の病状の程度が、季節性インフルエンザにかかった場合の病状の程度に比しておおむね同じ程度」を超える場合だと定義されています。また、「政府対策本部が設置される条件のいずれかが満たされなくなった場合は、政府対策本部は廃止される」（特措法第21条第1項）と明記されています。

何より、特措法にあるように、分科会などの組織は即解散ということになります。いったい誰のために何のために、特措法にいつまでもおいてあるのか、理解に苦しみます。

もりよのひとこと

法律違反の分科会は、即座に解散すべきです。

41

季節性インフルエンザと新型インフルエンザは同じですか？

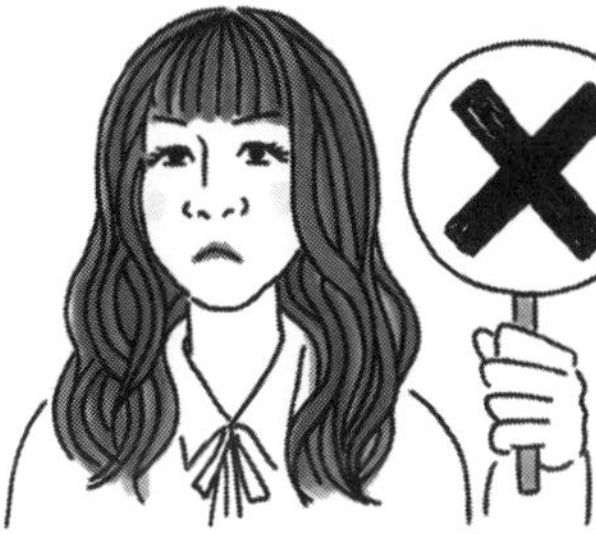

新型とは、過去に人の間で流行を起こしたことがないインフルエンザということですから、違います。

2009年のH1N1と、1918年ごろ世界的大流行を起こしたスペイン風邪が代表的な新型インフルエンザです。

新しいタイプのインフルエンザは今までかかったことがない人が大多数のため、広がりやすいのが特徴です。人との親和性が高い場合は、風土病として毎年流行る季節性インフルエンザとなります。2009年の新型インフルエンザは現在の季節性インフルエンザの一型です。

ところが、新しいタイプが人との親和性が高くない、すなわち、宿主である人を死亡させる能力が高すぎる場合、一時期の流行で終わってしまいます。ウイルスは細菌と違い、小さいため、宿主という「お母さん」が必要なのですが、必要以上に「お母さん」を殺してしまうと、自分たちも安心して生きていけないわけです。実際、スペイン風邪という新型インフルエンザは、致死率が高すぎたので（当時の記録で2％）、現在、このタイプのインフルエンザウイルスは存在しなくなりました。

コロナに関しても同様です。コロナには従来型の風邪コロナとSARS、MERSのように致死性の高いコロナウイルスがあります。今回のSARS-CoV-2コロナウイルス（新型コロナウイルス）は、形がSARSコロナに似ていたので最初は致死性の高いものかと恐れられましたが、実際は、従来型の風邪コロナウイルスに近いものでした。すでに風土病となっている現在のコロナをいつまでも「新型コロナ」と呼び続けること自体、おかしいです。

もりよのひとこと

4年目に入ったカップルを新婚さんと呼ばないように、4年目に入った「新型コロナ」は、もはや「新型」ではありません。

42

テレワークは健康上、安全なのでしょうか？

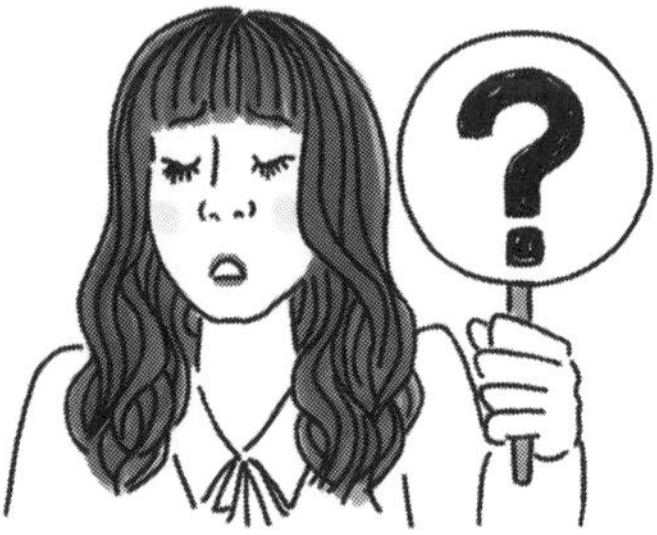

エビデンスをもって言えることではありませんが、精神的なデメリットがあると思われます。

私自身が産業医をやっていて心配に思うのは、今、大企業では特に高齢化が進んでいるので、若い人たちは課や部局をまたがないと同世代の人に出会えない状況です。

それでも会社に行っていれば、部局やフロアが違ってもトイレや休憩室で話して、愚痴を言うことがはけ口になったりしていたはずです。けれど、コロナ禍のテレワークでそれもなくなり、会議はZOOM、それも自分の部署にはおじさんばっかり。20代前半の人が相談できる最も近しい年代が40代、となってくると、相談したいと思っても相談しづらい。そのため、仕事上のストレスが増しているという相談が増えています。

人と直接話すことは、人が社会的生活を行ううえで必要不可欠なものです。人と直接対話することで信頼関係が築けるし、愚痴を言うことによって気分転換もできたりします。雑談はとても大事です。なぜ政治家の間でゴルフが重宝されるかと言えば、大きな理由は、何時間も話ができる状況下だからです。会食などは、どんなに頑張っても3時間が一般的な限界だと思います。一方ゴルフは5時間、6時間という長時間、時間を共有できるメリットがあります。時には雑談を交えて、信頼関係を構築するには、うってつけのスポーツ外交と言えます。

「永田町の化石」と呼ばれる、政治ジャーナリストの泉宏さんが、「私はZOOMは嫌いですから対面でお願いします」と話されていました。泉さんが『正義のミカタ』にやむを得ずＺＯＯＭで出演したことが2回ありましたが、基本的には、ユーチューブの撮影でも、講演会でもＺＯＯＭは断るそうです。

また話がずれますが、少子化だけを改善する一番いい方法は、人と会うのは今流行《はや》りのメタバースにして、直接は会わず、みんなから卵子、精子を収集してマッチングさせて、どこぞで子供をつくって育てる方法ではないかという話を聞きました。しかし、これは「人間として生きる」ことなのでしょうか。

人間は社会的動物なわけですから、落ち込んでいるときなどは誰かと一緒にいたい、話を聞いてほしいというのは、ごく自然の感情です。私自身、娘たちとラインで会話できるのは楽しいですが、直接会って一緒にご飯を食べて話すのが、最も幸せな時間です。

もりよのひとこと

感染リスクを下げても、人と交わることをやめたら、幸せな生活と言えるのでしょうか？

43

新型コロナに遺伝的にかかりやすい人がいるというのは本当ですか？

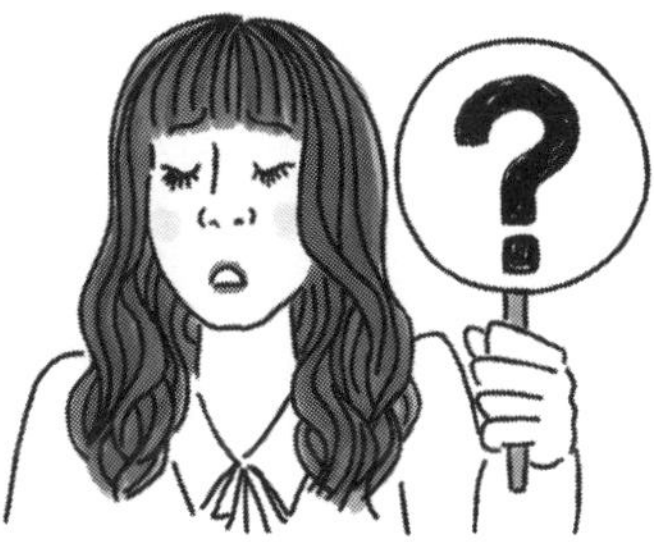

「遺伝的にかかりやすい人」がいるかどうかはわかっていません。

まず、感染するリスクと重症化するリスクを、明確に区別して考える必要があります。今回の新型コロナは流行当初からほとんどの人が無症状で、発病しても重症化して死亡する人は、人口のごく一部なのが明らかでした。重症化するリスクで最も大きいのが「年齢」です。すなわち、新型コロナは高齢者が感染すると、重症化リスクが高いのです。

一方、どんな人で感染のリスクが高いのかはよくわかりません。

遺伝的にかかりやすい人がいるのか、またいるとしたら、どのような遺伝子系を持った人が感染しやすいのか、再感染しやすい人はいるのかといった問いに対する答えはありません。血液を介した母子感染があるのか、あるとしたら確率的にはどの程度なのかに関しても、今のところ、はっきりはわかりません。

他の感染症から考えると、基本的に感染しやすいのはコロナウイルスにしょっちゅうさらされている人。コロナ患者に接している医療従事者は、感染リスクが高いと思います。

もりよのひとこと

コロナは風邪ウイルスですから、誰でも感染する可能性はあります。

44

今後、コロナ自粛による健康二次被害などは増えますか？

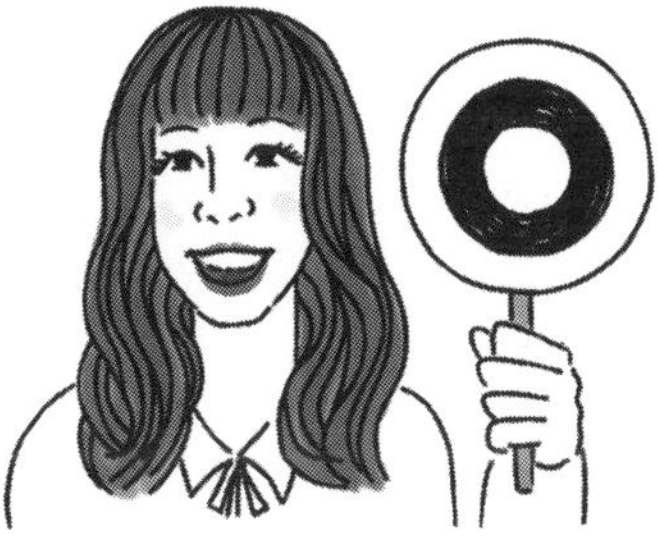

今後、経済的理由による自殺者と少子化は増えると思います。新型コロナは他の病気並みの怖さだと、安全宣言を早く出すべきです。

コロナ自粛による健康二次被害は、高齢者の要介護状態の増加、献血者の減少、うつ病、自殺の増加などが考えられます。経済悪化は、コロナ自粛の重大な副反応です。最近梅毒感染が増加していますが、新型コロナによって経済苦となった人たちが危険な性行為に臨んでしまうという社会的な影響があるのではないかと思います。

また、帯状疱疹の増加も長期にわたるコロナ生活のストレスによるものが多いのではないでしょうか。これも健康二次被害と言えるかもしれません。

新型コロナはこれから何十年もなくなりはしないでしょう。いつまでも特別視していても仕方ありません。コロナ特別視による弊害は、今後もっと増えていきます。何よりも新型コロナによる経済不況は、人の命と直結します。

テレビでも以前、お話ししたのですが、新しい病気、特に感染症をどの程度抑えるかは倫理学でいうトロッコ問題を考える必要があります。

暴走したトロッコが走るAコースの線路の先には5人の作業員がいて、途中の分岐点から別方向に延びるBコースの線路には1人の作業員がいる。分岐点でギアチェンジをしなかったら5人の命が失われるが、ギアチェンジをして路線を変更したら死亡者は1人ということがわかっている状況で、どちらを選択するか？という問題です。

新型コロナで言うと、コロナで死ぬ人を減らすことを優先して他の病気や経済的理由での死者が増えてもよいとするのか、新型コロナを特別視せずに他の病気と同等に扱い、経済を回していくのかの選択になります。

医療においても同様のことがあてはまります。

新型コロナに医療人材を集中させることにより他の病気の患者の命が救えなくなるというジレンマが生じます。中長期的には、新型コロナを抑えるために社会経済活動を止めた影響で経済の落ち込み、自殺と少子化が加速しています。

社会的に大規模なトリアージ*を無責任に行い、自殺の増加、少子化の加速という現実を政治家や所謂専門家はどう受け止めるのでしょうか。

*トリアージ：災害や事故で多くの負傷者が出た際にどの負傷者から治療・処置をするかの優先順位をつけること。

もりよのひとこと

日本のコロナ対策で、生まれるはずだった命が失われていることも考えるべきです。

第3章

日本の医療はガラパゴス!?

日本の常識は世界の非常識

45

「とにかくコロナが原因で死ななければいい」という今の日本の医療体制はおかしくないですか？

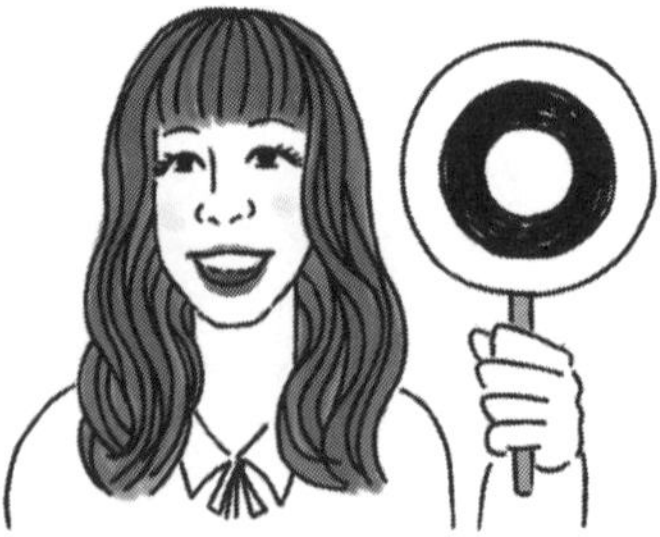

医療政策に「質を加味した寿命」という概念が入っていないから、そういう体制になるのでしょう。

諸外国の医療政策に導入されているQALY（クエリー、quality-adjusted life year：質調整生存年）の概念が日本では導入されていません。1QALYは、「完全に健康な1年間」で、QALYは「QOL（生活の質）」に「生存年数」にかけることで求められます。例えば40歳の自殺者と、90歳で天寿を迎えたかたの2つの「死」を、社会的に見たときに同等に考えるわけにいきません。こうした、質を加味した生存確率をきちんと入れて計算するのがQALYの概念です。諸外国では、年齢という社会的ファクターを加味した生存確率が国の政策に反映されています。

例えば、高齢者すべてにECMO（エクモ、体外式膜型人工肺）を使用する、という政策決定は、諸外国では行われません。海外の研究論文を見ても、ECMO予後を研究した調査対象者の平均年齢が50歳ぐらいであることから、高齢者への適用は通常行われていないことがわかります[45-1]。

スウェーデンではICUに80歳以上は入れない方針が取られていたという話もあります。ある一定以上の年齢の人はICUに入れない、人工呼吸器につながないという決定は、一見反倫理的に見えるかもしれません。しかし、苦痛を伴い、人工呼吸器で一時は命をとりとめても1週間後には亡くなってしまう、予後も悪い処置を行うのが患者さんのためと言えるかは疑問です。また、高齢者はＩＣＵに入室することによって認知機能も低下し、元に戻らないこともあります。

２０２２年冬には、コロナ死が増えたにもかかわらず、重症化率は上がりませんでした。地方自治体から医療機関に「高齢者のコロナ患者は受け入れない」旨、依頼文書があったという報道がされました。これがあながち嘘だということにもならないと思います。

日本は感情論が強いので、受け入れがたいのかもしれませんが、肺炎の患者が増える冬を迎え、コロナ流行を乗り切ったとしても、また、新しい感染症がいつ来るかもしれません。数に限りのあるＩＣＵとそれに伴う医療スタッフの配置を考えると、どのように救急医療を継続させるかは、国会での議論が必要です。

もりよのひとこと

年齢によって治療の範囲を決めることは、目を背けてはいけない政治的重要案件です。

46

日本の医療政策も、エビデンス・ベースド・ポリシー・メイキング（EBPM）なのですか？

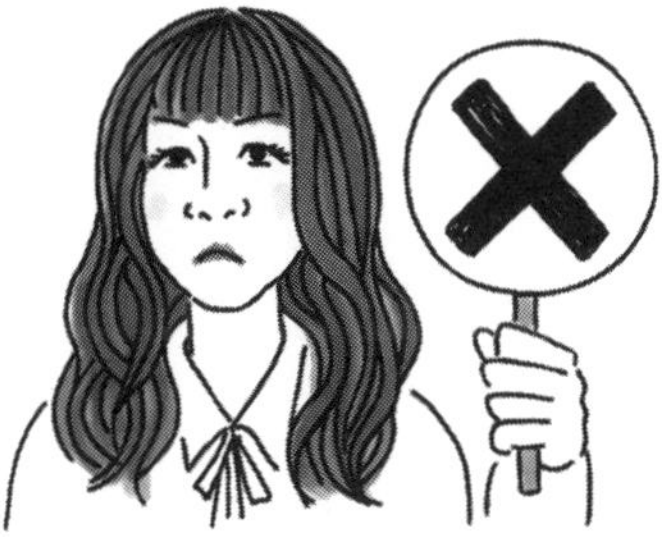

ランダム化比較試験（RCT）が十分行えないデータ途上国の日本に、エビデンス・ベースド・ポリシー・メイキングはありません。

政策の効果を調べるためには、その政策を行った場合と行わなかった場合を、様々な外因をコントロールして介入実験をする必要がありますが、実際に経済学や社会学の領域で、この介入を行うことは極めて困難です。唯一、介入研究ができるのが医学の領域です。

ＥＢＰＭ（エビデンス・ベースド・ポリシー・メイキング、科学的根拠に基づく政策決定）を行うには、ＥＢＭ（エビデンス・ベースド・メディスン、科学的根拠に基づく医療）が可能であるという条件が必要になります。

ＥＢＭは、人での臨床研究であるＲＣＴから得られるエビデンスに基づいて決定される医療政策です。したがって、海外スタンダードのＲＣＴが行われない日本では、ＥＢＭができず、ＥＢＰＭもないということになります。

もりよのひとこと

費用対効果の議論なしに医療政策を決定している日本はすごいですね（皮肉）。

47

がん検診は、外国でも日本のように行われているのですか？

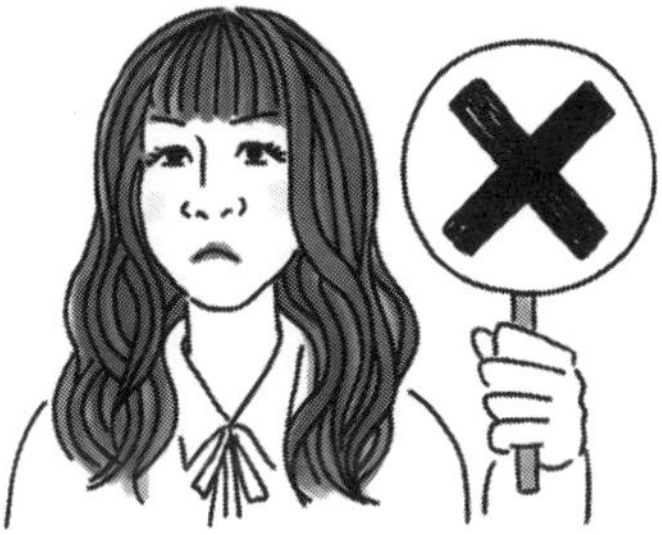

企業が使用者責任の名のもとにがん検診を半強制的に行うような国は、日本だけでしょう。

がんの早期発見、早期治療に関しては、議論の分かれるところです。というのは、早く見つけたからといって生存確率が延びる、という信頼性の高いエビデンス（科学的根拠）は得られていないからです。また、高齢になれば、がん治療による身体的負担は大きく、QOL（生活の質）は低下します。海外の科学者からは「早期発見してどうする」と疑問視する声もありますが、日本ではそれが全くと言っていいほど聞かれないのが不思議です。

公費を使って抗がん剤を使う場合の費用対効果の分析も、日本では欠如しています。海外でもがん検診を推奨はしますし、ある地域はある年齢以上には子宮頸がん検診のクーポン券を配ります。しかし、日本の場合、国家公務員は健康診断、がん検診を拒否したら懲戒の対象です（実際懲戒処分されるかは不明ですが、国家公務員法に基づけばそうなり得ます）。そこまでして健診や検診を受けさせる国は他に存在しないでしょう。

もりよのひとこと

効果がはっきりしないがん検診が、企業人にとって半強制という、不思議な国、日本。

48

胸部X線検査は、死亡率が減るというエビデンス（科学的根拠）があるから、日本で健診項目になっているのですか？

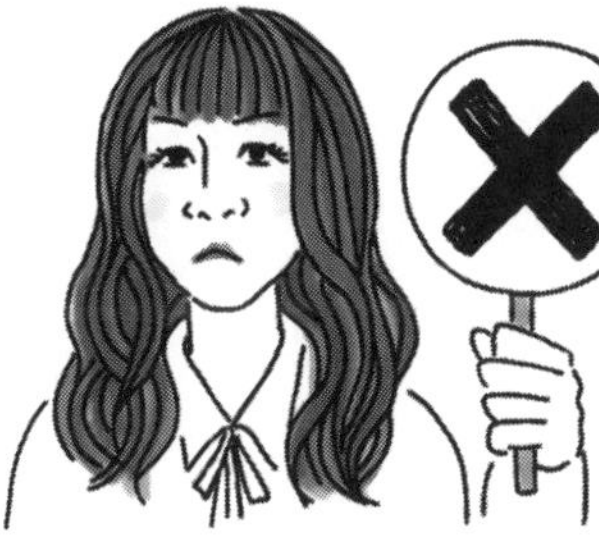

胸部X線検査のスクリーニング検査が、総死亡率を減らすという効果は、認められていません。

表　胸部X線検査による肺がん検診の受診者・非受診者の肺がんによる死亡について

	曝露あり（検診を実施）	曝露なし（検診不実施）
結果発生あり（肺がんによる死亡）	a(1213)	b(1230)
結果発生なし	c(76232)	d(76226)
合計	a+c (1213+76232=77445)	b+d (1230+76226=77456)

出典：Oken MM, et al., Screening by chest radiograph and lung cancer mortality: the Prostate, Lung, Colorectal, and Ovarian (PLCO) randomized trial. JAMA. 2011;306:1865-73. に依拠した。文献 48-1 より転載。

表[48-1]を見ていただくとわかるように、4年間毎年胸部X線検査による肺がん検診を行ったグループと、行わなかったグループを比較した調査結果で、13年後に肺がんによる死亡率を減らすことは確認できませんでした。肺がんに限らず、がん検診が効果があるかどうかについては、2つの論争があります。

①例えば肺がん検診を行ったら肺がんの死亡率が減ったというように、対象となる特定のがんの死亡率を減らすか？

②死亡率全体を減らす（＝寿命を延ばす）かどうか？

がん検診は効果があると強調する人たちは、①を主張します。しかし、がん検診の本来の目的は寿命を延ばす（②）ことです。ところが、寿命を延ばす効果については、効果が確認されていないのです。

がんは体のどこにでもできるので、仮にその一つを見つけて（例えばすい臓がん）、その臓器のがんが減ったとしても、他の臓器のがんでの死亡率が増加してしまったり、あるいは、がん以外の死亡原因（脳卒中や心筋梗塞など）の死亡が増えたりすると、全体として、一部のがん検診を受けたところで、大海の一滴になってしまう可能性があります。

アメリカのＣＤＣ（米疾病対策センター）はこの頃、ヘビースモーカーに関しては2年に1度、ＣＴ検査を勧めると言っていますが、この取り組みが寿命を延ばすかはまだよくわかりません。

ダートマス大学のウェルチ教授によると、がんにはウサギとカメとトリがあるそうです。48—2

ウサギは「治療する意味があるがん」です。

カメは進行が遅いので治療する必要がなく、がん検診によって発見して治療をしても、かえってその人の体力などを低下させるため、不必要な治療になってしまいます。乳がんがカメの典型例です。

トリは、早期発見しても助からないほど進行スピードが速いがんです。

カメのがんについては、「がん」という名称を使わないことも提唱されています（IDLE：indolent lesions of epithelial origin と呼びます）。[48-3]

現在の医療では、ウサギかカメかを見分けることができないため、治療する必要のないものが治療されているというがん検診の弊害があります。

また、26でも述べたようにスクリーニング（あぶり出し）検査には、必ず偽陽性が存在します。偽陽性の人は本当はがんでないのに、誤ってがんと診断されてしまいます。ですので、本当はがんでないのに、いつも「私は本当はがんだったのでは？」という不安に悩まされることが多いという精神的な負荷が指摘されています。

カメを見つけて治療するという過剰治療と、偽陽性に関しては心理的な苦痛だけでなく経済コストの増加を招くことも指摘されています。アメリカでの試算によると、毎年40億ドル（約５０００億円）にもなると言われています。

もりよのひとこと

がん検診を受けないという選択もあってよいと思います。

49

幼い頃に汚い所で育った人は、免疫力が高いというのは本当ですか？

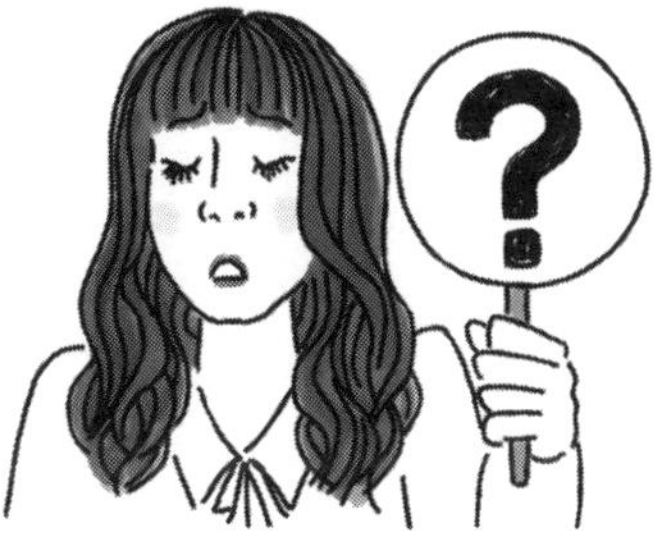

わかりません。ただ汚い所で育つほうがいいとは一概に言えないでしょう。

もし私たちが無菌室で今まで生きていて、外に出たら、あっという間に病原菌に侵されて死んでしまいます。

私たちの周りには様々な病原体が多くあり、それに接することで免疫力は強化されていきます。幼稚園に通っていた子供と、保育園に通っていた子供では、保育園のほうが、他の子供との接触時間が長いせいか、感染症をもらってきやすいと言われます。水ぼうそうやインフルエンザにかかっている子供がいると、他の子供たちにもうつっていくのは仕方ないことです。こうしたことを繰り返しながら、子供たちは、自然に、様々な感染症に対する免疫を獲得してきます。

しかし、汚い所で育つほうがいいかと言ったら、そうではないと思います。抗生剤の出現後、細菌感染は減りました。大感染症である結核も、１９４４年のストレプトマイシン発見後、大きく減少しました。

しかし、これらの薬が見つかる前に感染症は少なくなってきました。それは、衛生状態が良くなってきたことと、栄養状態が良くなってきたこと、という2つの大きな要因があります。残念ながら、この2つの要因が整備されていない発展途上国では、感染症は大きな社会問題です。

アフリカの奥地などではどれくらいの感染者がいるのか、調査するすべがないのでわかりませんが、貧困と衛生状態、栄養状態には関連性がありますから、今回の新型コロナも大きく広がったのではないでしょうか。

他方、日本をはじめとする国々で、手指消毒が推奨されました。アルコールなどでの消毒をしすぎて免疫力が低下するという人もいますが、よくわかりません。消毒薬は、肌の水分を奪いますし、刺激もありますので、継続的に使用すれば肌荒れは起こる可能性は高いです。そもそもアルコール過敏性の人に容赦なくアルコールを吹きかけるのは明らかに異常です。採血や注射の際も「アルコールでかぶれたりしませんか?」と聞かれるはずです。

もりよのひとこと

過ぎたるは猶及ばざるが如し。

50

アレルギーを治すには、アレルギーを起こす物質を避けたほうがよいのですか？

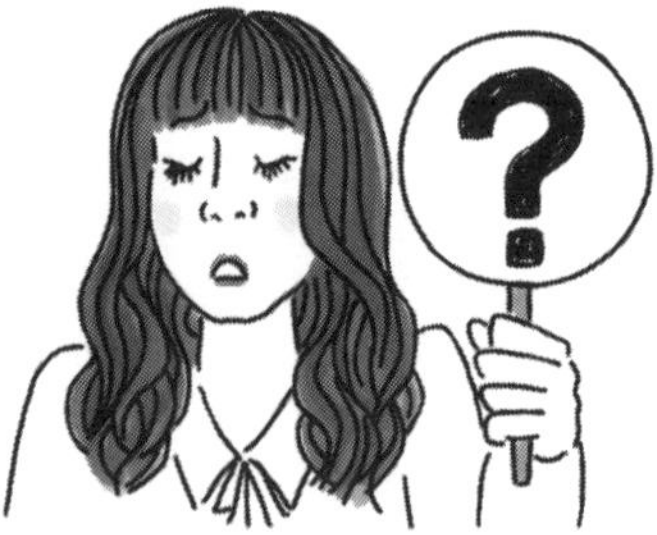

あまり神経質になりすぎると、少し体が慣れれば受け入れられる食材がどんどん減ってしまう恐れもあります。

アレルギー反応も免疫の一つです。アレルギーと病原体との関係として言われているこ とですが、かなり清潔化された環境で育った人たちには、アレルギーが多いようです。ですので、近代国家になればアレルギーが多くなることは指摘されています。

以前私は、例えば牛乳を飲むとお腹がゆるくなるとしても、少しずつ飲んでいくと慣れてくると言われ、飲み続けた記憶があります。

多少その食品なり物質なりが、過敏反応を引き起こすものだと思っても、アナフィラキシーを起こさない程度であれば、受け入れてきたわけです。ところが今や、「苦手な食材やアレルギーはありませんか」と飲食店でよく聞かれ、メニューには食材表示がされています。この取り組みは、必ずしも悪くはないのですが、あまり神経質になりすぎると、少し体が慣れれば受け入れられる食材がどんどん減ってしまって、食べる楽しみも半減してしまうのではないでしょうか。店側のアレルギー食材を出して、重篤な副反応事象が起こった際、訴訟にならないようにとの配慮が強すぎるのかもしれません。

この流れはアメリカから来ているようです。アメリカの10年前は今の日本と同じ感じでした。例えば牛乳アレルギー、乳糖不耐症、あるいは大豆アレルギーがあるから、アーモンドミルクやいろんな食品ができました。アメリカには山ほどのミルクの種類がありますが、アレルギー体質だからとすべてを拒んでいくと、こういう状況になるのかなと思っていたら、今の日本が同じ状態です。

繰り返しになりますが、すべての人にあてはまるものではありませんが、特にひどいアレルギー反応を引き起こす物質でない限り、緩い脱感作は有効だと思います。私自身、遺伝的なアレルギー体質（アトピー）で、ハウスダストをはじめとするものにアレルギー反応を起こし、パッチテストにあるアレルゲンにはすべて反応するほどです。しかし、月に一度は学校を早退するほどひどかった花粉症は、高校のときに克服しました。当時はマスクをすることはなかったし、抗アレルギー薬は眠気が襲ってきて服用できませんでした。意図しない脱感作療法によって克服したのです。アレルゲンに対してアレルギーはありますが、免疫応答が起きにくくなり、症状がほとんど出なくなりました。

もりよのひとこと

逃げれば逃げるほどアレルゲンは追ってきます。

51

日本の開業医が治療の参考にしている「今日の治療指針」にはエビデンスがないものがあるのですか？

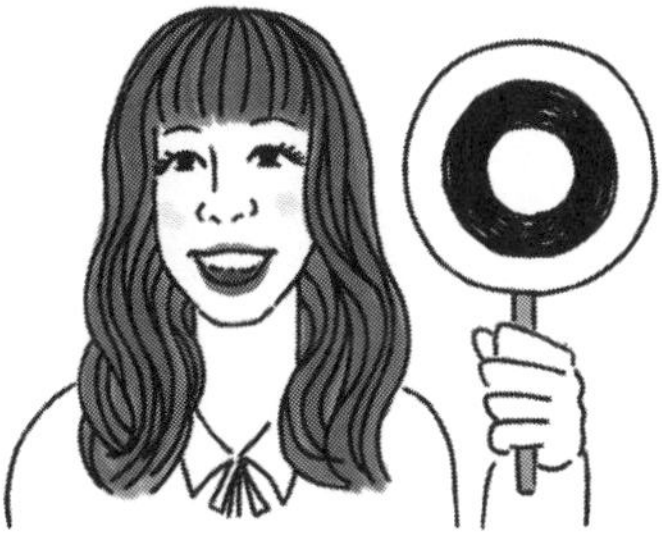

エビデンス（科学的根拠）がないものと時代遅れなものが含まれていますね。

「今日の治療指針」に書かれている内容は、保険適用が可能な医療のやり方です。内容に関しては、精神科医の和田秀樹先生が言うほど全否定するものではありませんが、エビデンスがはっきりしないものは含まれています。

例えば、インフルエンザにタミフルを投与するのはスタンダードな治療法であり、保険適用のやり方です。しかし、タミフル使用は費用対効果がないとしてＷＨＯは推奨していません。それ故、タミフルのほとんどは日本で処方されています。外国では費用対効果がない治療法は保険でカバーされませんが、日本ではどういうわけか、費用対効果がはっきりしなくても、保険適用になってしまいます。

国民皆保険があるからだ、という声もありますが、国民皆保険はイギリスでもスウェーデンでもあります。医療を効率よく、必要な人が必要なときに使えるように、タミフルがインフルエンザの標準治療になることはありません。その概念が日本はないのです。青天井で「また税金を取ればいい」と思っています。

アメリカの場合は保険会社が扱うので、費用対効果がないものには支払いません。病院にかかったときに保険会社がそれを審査して、保険が下りるか下りないかが決まります。保険会社によっても、「この病気に関してこの薬の投与には出さない」というのが違います。

例えば歯を抜くときに、どの治療費まで支払われるかは、かけている金額や保険会社によって違います。

例えば、オプジーボという抗がん剤は、もともと、悪性黒色腫という足の裏にできる極めて悪性度の高い皮膚がんに効果があるとして売り出されました。ところが、今や日本では胃がんなどのがんに拡大使用されています。とても高額な薬ですので、海外での保険使用は、厳格に審査されてから可能になります。

繰り返しますが、「今日の治療指針」に書かれていることは、保険適用となり、医療機関は保険点数として医療報酬を国に請求できます。国家予算約100兆円中、医療費は40兆円を超えています。国民の税金で医療は賄われているので、いつまでも青天井で、費用対効果の考えなしに医療行為を行うことは、いい加減やめるべきだと思います。

もりよのひとこと

費用対効果のない医療行為は、国民の負担を増やすだけ。

52

日本は、がん治療の選択肢が諸外国より少ないのですか？

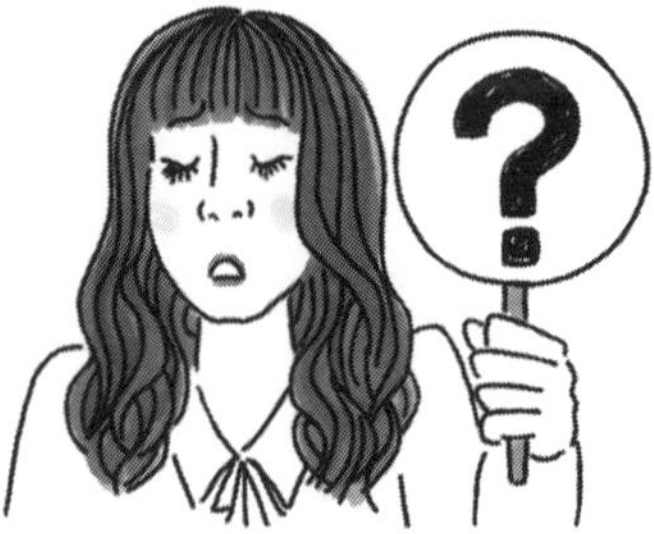

選択肢が少ないというより、「治療をしない」という選択肢がなく、過剰医療が行われている確率が高いのです。

新型コロナに対する戦略もゼロコロナ、緩和、ジグザグ戦略があるように、病気の治療法に関してても選択肢があってしかるべきだと思います。

例えば高齢者のがんは手術で切らずに温存するなど、患者さんや家族の希望や生活によって選べるのが理想です。ところが日本は、病院に行ってがんが見つかったら、ほとんどといってよいほど、手術、放射線治療、化学療法など、フルコースの治療を受けなくてはなりません。

患者さん側も漠然と「手術すれば治る確率が高いんじゃないか」と考える傾向にありますが、それは正しくないと思います。放射線や抗がん剤によって完治できるがんは、もともと治療しなくても治るものである可能性も高いです。

医師の近藤誠先生は、「がんは加齢によるものだから、放っておくのが一番いい」と話されていたそうですが、その意見に同意します。

これは、実際私が相談を受けた症例です。83歳の女性が初期の乳がんと診断されました。主治医に、「もう年だから、このまま放っておくということはできませんか」と尋ねたら、「その選択はありません」と言われたそうです。80歳過ぎた女性に初期の乳がんが見つかって切除手術をするのは、誰にとってメリットがあるのでしょうか。手術で入院して1カ月も高齢者が病院にいたら足腰が弱って歩けなくなり、認知機能も落ちてしまいます。

ご本人が熱望したとしても、私が主治医だったら、治療を行った場合のメリットとデメリットを説明します。日本のがん医療は、「早期発見、早期治療」の一点張りですが、そうとは限らない、という思考の柔軟性と、患者の側に立った医療を行ってほしいものです。

もりよのひとこと

セカンドオピニオンがほとんど通らないという融通性のなさが、日本のがん医療にはあります。

53

具合が悪いときに、病院に行かずに市販薬を飲むのは「あり」ですか？

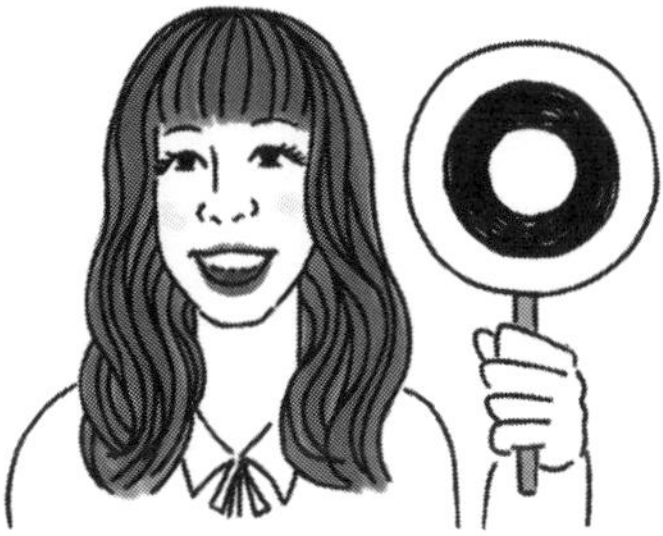

市販薬で症状が収まるのなら、市販薬を飲んだらいいと私は思います。

病院は、通常行くところではない、と思ったほうがよいのではないでしょうか。どういうわけか、「風邪をひいたら病院へ」という、世界スタンダードとは程遠い考え方が日本にはあるようです。

風邪やインフルエンザで、呼吸が苦しくなるなどの重症ならともかく、倦怠感や熱で医療機関を受診するのは日本くらいなものです。軽症の風邪にも肺炎予防などのために抗生剤を処方する医師がいますが、ウイルス性の風邪自体の治療に抗生剤は用いません。

ドラッグストアを見れば、様々な薬がおいてあります。病院で処方される風邪薬や消炎鎮痛剤なども購入できます。わざわざ病院に行かなくても、市販薬で症状が収まるのであれば、病院に行って長い時間を費やして診察を受ける必要性を感じません。

市販薬の添付文書には情報が開示してあります。飲み方、用量、どういう場合は飲んではいけないとか、使ってはいけない場合（使用禁忌）も書いてあります。それをきちんと読んで飲む分にはまったく問題ありません。

日本人は、重症というと、「38度の熱が3日間続く」程度と思っていますが、諸外国ではこれを重症患者とは見なさないのが通常です。諸外国で言う重症例とは、「熱が高くて意識を失うほどもうろうとする、呼吸が苦しくて息が吸えない」という感じです。

海外スタンダードのいわゆる重症になる前に、どこの医療機関にもかかれるという日本は、素晴らしい国です。だからこそ、この医療を存続可能なように利用したいものです。

もりよのひとこと

病院はどうしようもなくなったときに行く場所です。

54

風邪で病院に行くのは日本ぐらいなものというのは本当ですか？

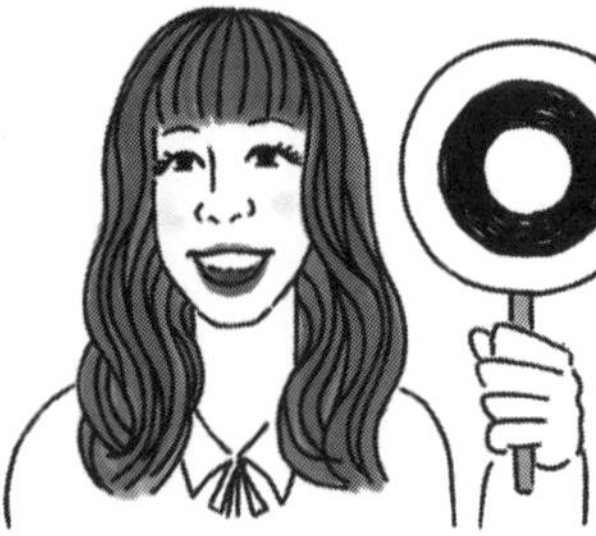

普通の風邪やインフルエンザで公費が使われるのは、日本くらいなものです。

53でお話ししたようにイギリスでも北欧でも、呼吸困難になるなどの重症状態にならない限り、風邪で病院は受診できません。「具合が悪くなったら病院に行く」の程度があまりに軽すぎるのが日本です。高額な薬もすぐ認可されて保険で使えるのも日本くらいです。不必要な医療を行って医療費を増大させる理由はないのです。

「日本の皆保険制度は素晴らしい。風邪で病院にかかってはいけないなどという人もいるけれど、風邪でかかれるなんて素晴らしい!」という考えの人が意外に多いですが、私には理解できません。

子供がスポーツで骨折や脱臼をして、救急で病院に行っても、軽症の患者さんが多く待っていてすぐに診てもらえない。また、ビジネスマンは診察待ち時間だけで半日ぐらいは会社を休まざるを得ないこともあるでしょう。医療サービスが必要な人に提供できない状況はおかしいですね。

もりよのひとこと

本当に必要な人に医療が提供されるべき。

55

外国では日本のように胃ろう造設はしないのですか？

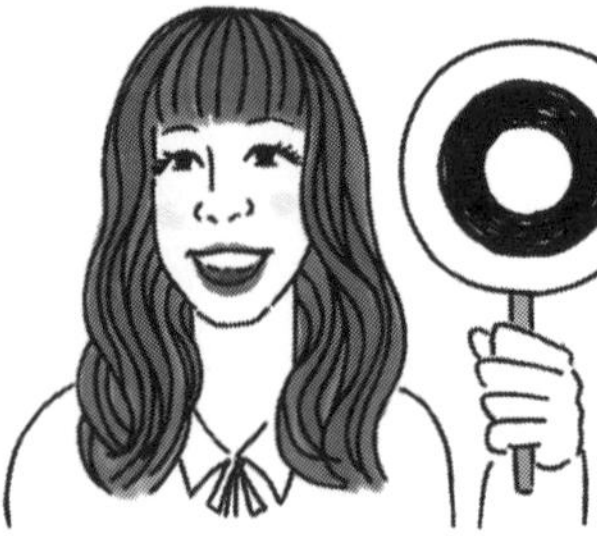

胃ろうは日本の文化と言えるのではないでしょうか。スタンダードの治療としている他の国を私は知りません。

海外では基本的には胃ろう造設はしないですね。「今日の治療指針」に「胃ろう」は書いてあります。管理が楽ですし、管理料が取れるから造設するのでしょうか。

でも、屈辱的な治療だと思いませんか。食べられない人に無理に食べさせているのですから。一度、胃ろうを造設してしまうとやめることはまずないでしょう。飲み込む力を失います。かわいそうだと思うし、私はこのようなものはされたくないです。

栄養が必要だったら、中心静脈栄養をすればいい。中心静脈栄養は鎖骨下あたりから心臓の大きな血管のところまで管を入れて、濃厚な高カロリーを入れる方法です。若い人が事故とかで一時的に全く栄養がとれないときなどに行います。高齢者への適応にはいろいろな意見はあります。

胃ろうは基本的に高齢者にしか行われない処置です。このようなものはやめたほうがいいと私は思います。

もりよのひとこと

社会的・倫理的側面への配慮からして、胃ろうは避けたい医療行為です。

56

欧米の企業では、うつ病の人を原則、休職させないというのは本当ですか？

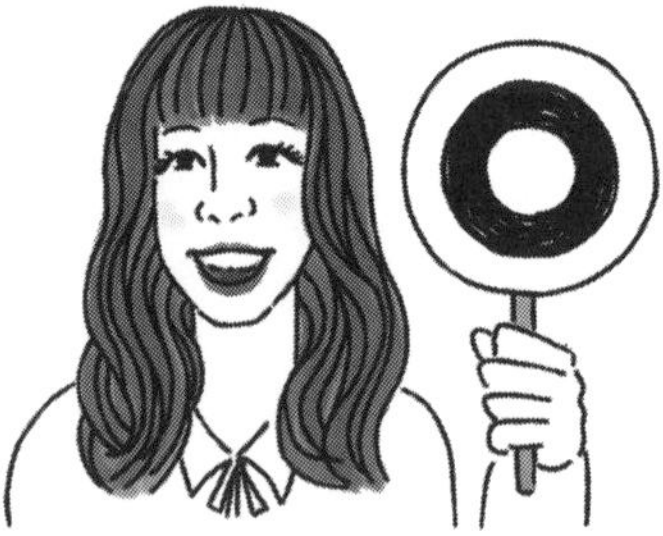

うつ病の治療は、欧米では認知行動療法が第一選択です。

うつ病の治療は、欧米では認知行動療法が第一選択です。例えばイギリスだと、うつ病のために認知行動療法アプリが使われています。医師がうつ状態だと診断すると認知行動療法アプリの使用を促します。

日本の企業は雇用体系の事情から休職させるのがスタンダードですが、欧米では休職させずに治療するのが基本です。「認知行動療法でもよくならなかったら解雇」という方法がとりやすいせいもあると思われます。日本の終身雇用の中では解雇することは難しいから「休ませて解雇」というやり方をとるのでしょう。

海外の企業は費用対効果を考えているわけですから、働けるうちは働いてもらうということです。

もりよのひとこと

合わない職場でうつ病になるほどつらいのなら、その会社は辞めたほうがいいと私は思います。

57

アメリカでは高血圧薬の配布が検討されているのですか？

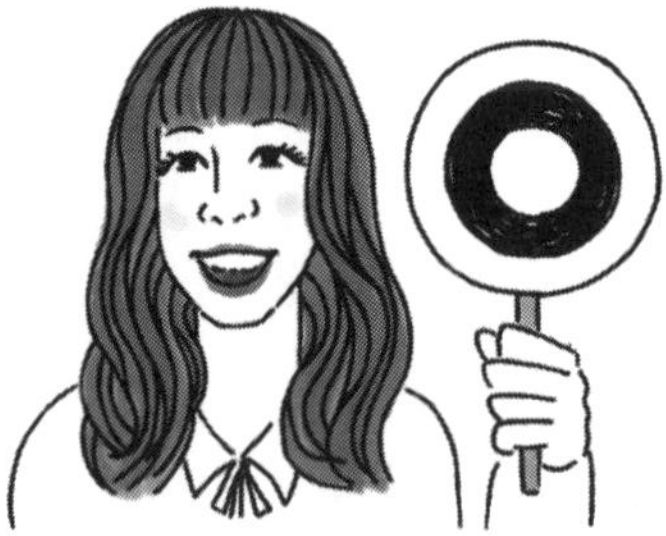

ポリピルという合剤の配布が検討されています。

ポリピルは、降圧薬、脂質低下薬（スタチン）、アスピリンの合剤です。

ポリピルはもともと途上国向けに開発されたものですが、アメリカでは医療費抑制のために無料配布の導入が検討されています。

年齢とともに動脈硬化が進み、高血圧の割合は高くなります。高血圧、高脂血症（中性脂肪やＬＤＬコレステロールが高い）により、脳卒中（脳血管障害）、狭心症や心筋梗塞などの心血管障害のリスクは高くなります。

アメリカでのＨＯＰＥ３というランダム化比較試験（ＲＣＴ、9参照）で、スタチンはコレステロールが正常値であっても、これらの大血管障害を予防する効果が明らかになっているため、一定年齢になったら、ポリピルを配布することが検討されています。

２０１０年のデータによれば、日本では高血圧症が約４３００万人いますが、そのうち治療されているのは約９９３万人です。ということは、４分の１程度しか治療されていないのです。つまり、現在のメタボ健診と特定保健指導で高血圧の治療につなぐ、というやり方はあまりうまくいっていないということになります。

ポリピルが配布されるようになれば、服用しても血圧が下がらない人、ふらつきなどの副反応があって服用できない人が医療機関を受診すればよい、ということになります。実際HOPE3はアジア系アメリカ人が30％程度をしめており、ふらつきなどの症状は2％程度と少ないので、日本人にポリピルを投与してもよさそうです。

ポリピルを配布すれば、開業医の関与が減り、医療費の節約につながります。患者もわざわざ、2週間、1カ月に1度、医療機関を受診する必要性がなくなります。

現状でも医師の裁量で何日分でも処方できる薬を、自己管理できる患者にも2週間分しか出さない医師には問題があると私は思います。

日本の基準に合わせたポリピル導入は、効率的な医療を多くの人に提供するために、導入を考えてもよさそうです。日本医師会は大反対するでしょうが、本来国民の幸福度を上げるのが医療の原点です。

もりよのひとこと

日本でもポリピル導入を検討すべき。定期的に高血圧で医療機関を受診する必要がなくなります。

58

健診と検診は違うものですか？

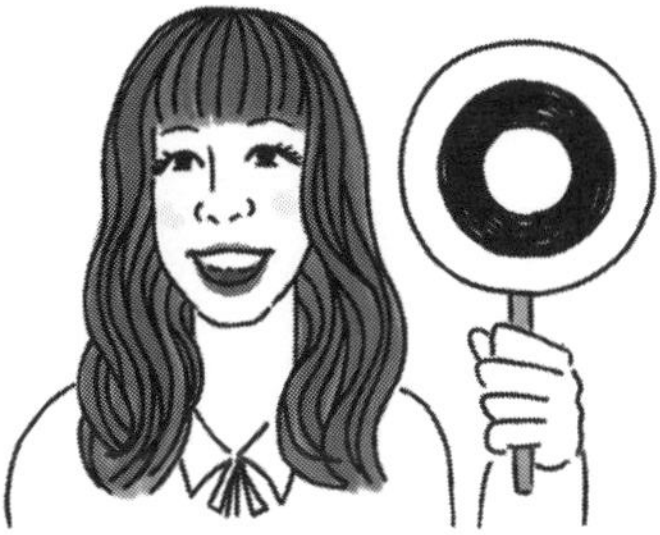

オーバーラップする部分はありますが、基本的には別物です。

厚労省の資料では、健診は、「必ずしも疾患自体を確認するものではないが、健康づくりの観点から経時的に値を把握することが望ましい検査群」で「陰性であっても行動変容につなげるねらいがある」、他方検診は、「主に疾患自体を確認するための検査群」で「陰性であれば次の検診まで経過観察を行う」とされています（厚生労働省ホームページ「健診・検診の考え方」[58-1]）。

「健診」の代表例は、メタボ健診です。脳卒中や心血管障害（狭心症や心筋梗塞）のリスクを下げる目的で行われます。これに対して「検診」は、がん検診（がんの早期発見）とイコールと考えてよいでしょう。

健診は、法的な位置づけは医療ではありません。健康診査と医療が担うべき役割は区別されるべきとされています。[58-2] 健診、がん検診とも法律（労働安全衛生法：安衛法）に基づき行われていますが、企業の場合は、「使用者責任」の名のもと、職員はこれらの検査を受けることが決められています。果たして、この2つの対策に効果があるのでしょうか。答えは、「不明」です。

現在、全国健康保険協会（協会けんぽ）などでも解析がされているところですが、メタボ健診や特定保健指導が、脳卒中や心血管障害のリスクを下げるかどうかは、極めて疑わしいです。

また、がんを早期にあぶり出して治療する目的のがん検診に関しても、人口全体の死亡率を下げる効果があるか、という問いに関しては、ネガティブに限りなく近い、ということが、世界的なデータで明らかになっています（47参照）。

もりよのひとこと

やってもやっても寿命も延びず、QOL（生活の質）の向上に結び付かないことに税金を使うのは意味不明です。

59

外国にも、日本のように半強制的なメタボ健診はありますか？

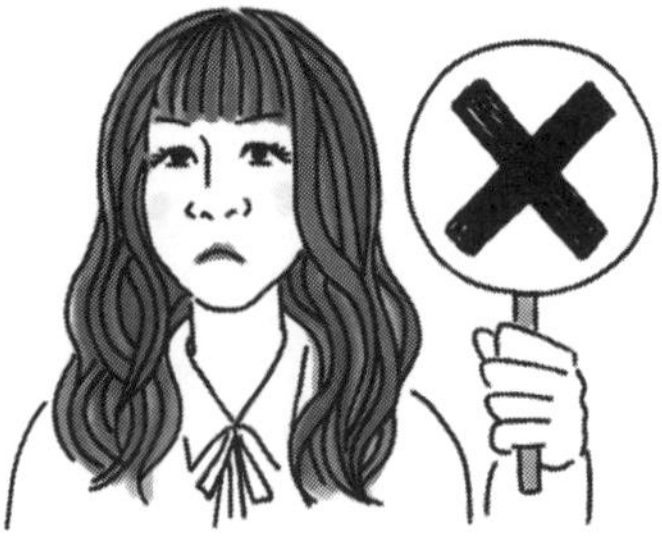

腹囲を測れば、生活習慣病予防になって、医療費抑制につながるという考えは、かなりユニークです。一医系技官の思い付きで始められました。

メタボ健診という名称は海外では存在しないのではないでしょうか。韓国が同じようなことしていますが、法的拘束力をもって行っているのは日本だけでしょう。

加齢によって一般的に、血圧、コレステロール等の脂質は上がってきます。これによって血管系のリスクが高まるのは明らか。これはアメリカのＨＯＰＥ３という大規模な治験で明らかにされて、スタチン系のコレステロール治療薬がリスクを低くすることも明らかになっています。

イギリスでは家庭で血圧を測って、１５０／95㎎以上になると降圧剤を飲ませるのが原則になっており、80歳未満では１３５／85㎎になるまで、血圧を下げることが目標になっています。血圧のコントロールができない場合はフローにより、違う薬に移ります。また、イギリスでは、高脂血症の薬であるスタチンを、ドラッグストアで医師の処方なしに買うことができます。

アメリカでは一定以上の年齢の人にアスピリン・降圧薬・脂質低下薬の合剤のポリピルを配ることが検討されています（57参照）。それを飲んでもやっぱり治療が難しい人だけ医療機関を受診するという構想です。

繰り返しますが、健診（メタボ健診）や特定保健指導が、生活習慣改善につながり医療

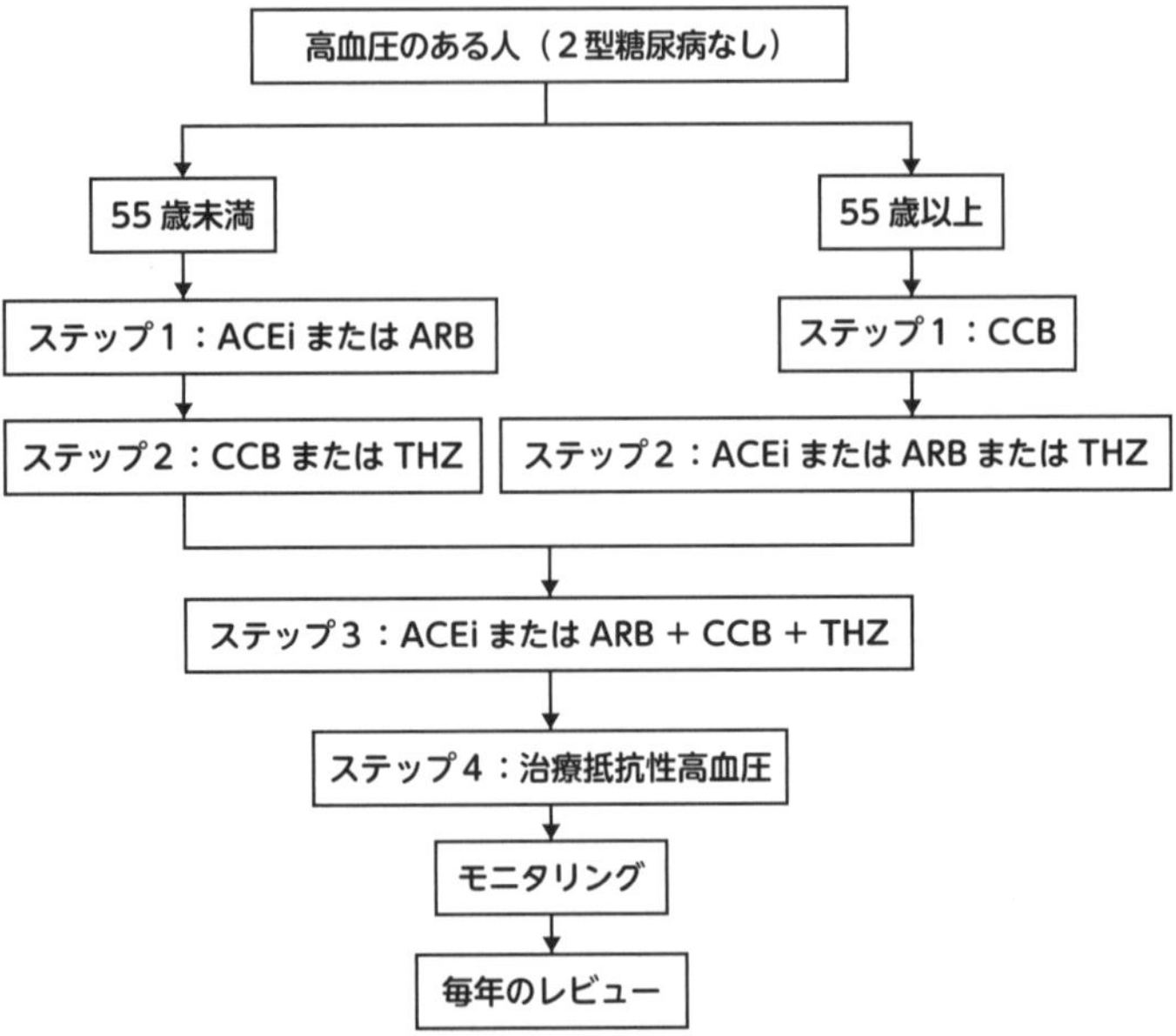

CCB: カルシウム拮抗薬、ACEi：アンジオテンシン変換酵素阻害薬
ARB：アンジオテンシンⅡ受容体拮抗薬、THZ：THZ 系利尿薬

（出典：NICE, "Treatment steps for hypertension." National Institute for Health and Care Excellence, 2019. から一部省略）

図　NICE ガイドラインの治療ステップのフローチャート[59-1]（一部省略）

関沢洋一：独立行政法人経済産業研究所 新春特別コラム 2020 年の日本経済を読む　2030 年の高血圧対応ビジョンより転載。

費抑制につながるかは、今のところ不明です。おそらく大した効果はないと、考えます。

もりよのひとこと

英国国立医療技術評価機構（NICE）のようなフロー（図）をつくって、医療過疎地でも高血圧などの治療ができれば、医療費削減につながるのでは？

60

過剰診療になるのは、開業医が多いのが原因ですか？

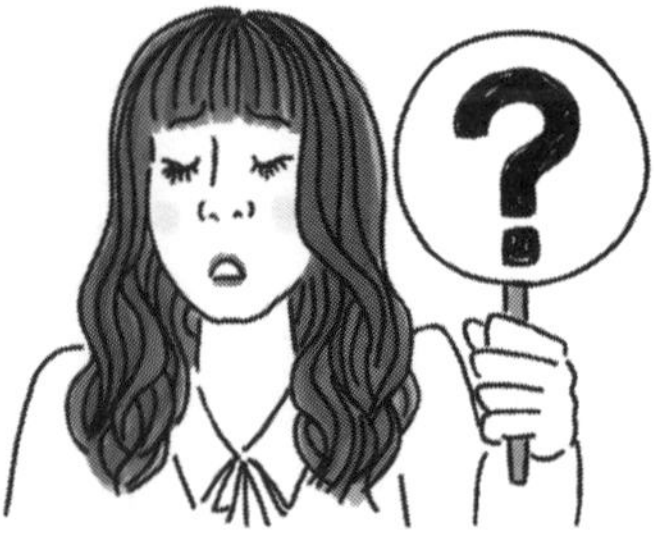

過剰診療の原因は、開業医の多さだけではないです。
日本人は過剰診療が好きだからという理由もあるでしょう。

日本には皆保険制度があります。[60-1] 国民はおおよそ10%から30%の自己負担額を支払い、残りは税金で賄われます。

国が支払う報酬からまずは公立病院と薬剤師が公定額を受け取り、その残りを開業医と私立病院などの日本医師会に支給されるしくみになっていました。日本医師会は政府から一括してもらった診療報酬を医師会員に分配しますが、分配する方法として考えだされたのが「点数表」です。現在の点数表の原型をつくったのは日本医師会と言えます。項目ごとに点数を付け、支給総額に収まるように1点の金額を定めました。今考えても実に合理的なシステムです。

1961(昭和36)年に「誰でも」「どこでも」「いつでも」保険医療を受けられる「国民皆健康保険」が開始されました。これは、世界で最も優れた医療システムですが、一方で利益誘導による病院優先策が病院の乱立を招き、医療費の増大へとつながりました。病院側は空きベッドをなくすために生活困窮者や高齢者に何とか病名を付けて入院させたり、投薬や検査の回数を増やしたりして収入を上げてきたのです。

日本の今の医療機関は、薄利多売で儲かっています。特に日本は約80%が、私的医療機関で、その多くは開業医です。アメリカのように保険を買わないと医療を受けられない国と違って、日本は、どこの医療機関にも、一定程度の自己負担で自由にかかることができます。こんな国は世界で類を見ないのではないでしょうか。

一方で、大部分の医療機関は、診療報酬という公的資金からのお金で経営が成り立っているため、51でお話しした「今日の治療指針」にのっとって、過剰診療とも言える治療も行わざるを得ない、というのも医療機関側の本音だと思います。

私は「不必要な医療行為を行わない」ために、セカンドオピニオン外来が必要だと感じています。不必要な医療行為の結果、ＱＯＬ（生活の質）レベルが低下している人が相当数存在することも、ウェルチ教授が指摘する、「がんの過剰治療」などを鑑みれば否定できない現状だと思われます。自分で治療法を選ぶ、あるいは治療を選ばないことができれば、後悔することも減るのではないでしょうか。

もりよのひとこと

過剰診療によって、人としての幸せな人生が失われることもあります。

61

高齢化社会におけるかかりつけ医の存在は大事ですよね？

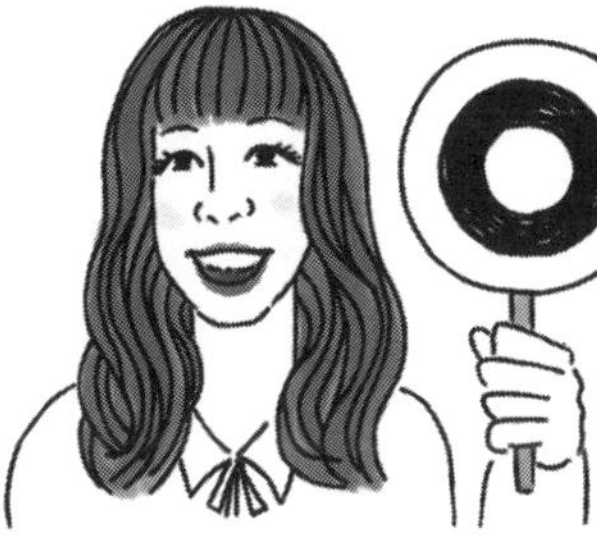

かかりつけ医は、患者の人生を一緒に考えられる存在であるべきだと思います。検査結果だけ見ているのであれば、AIに任せればよいだけです。

本来、かかりつけ医は行ってすぐ薬を出してくれる人ではなくて、患者さんの人生を一緒に考えてあげられる人だと思っています。

人口の約30％が高齢者という超高齢化社会である日本の今は、平均年齢が40代の昔とは、状況が全く変わっています。

人生50年から、人生80年あるいは１００年という状況になり、老後の生き方も価値観も、大きな転換期を迎えています。早期発見、早期治療は、現在でも日本の医療の主軸ですが、そのエビデンス（科学的根拠）も大きく揺らいでいます。そのような中で、とにかく病気を見つけて、徹底的に治療することだけが、患者の幸せにつながるとは言えません。

高齢になれば、体だけでなく脳も老化してきます。

健康長寿社会の実現を目指した大規模認知症コホート研究[61-1]（ＪＰＳＣ－ＡＤ）によれば、軽度のものを含めれば、75歳の25・5％が認知症という結果が出ています。

脳卒中、心血管障害、がん、認知症など、年齢によって罹患率が高くなる病気は、患者だけでなく、その周囲の人の生活にも大きな影響を与えます。

本人だけでなく、家族のことも考えながら、治療方針を相談できる、そんなかかりつけ医がこれから、より一層求められると思います。

もりよのひとこと

もともと医師はヒーラーでした。その基本に立ち返るべきだと思います。

62

世界初のバイオテロが企てられたのは日本というのは本当ですか？

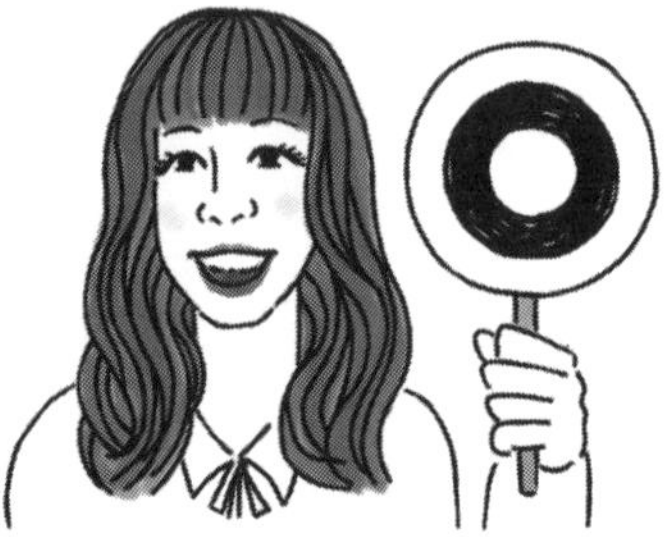

オウム真理教がバイオテロを行おうとしたのが世界初です。

新型コロナが流行した際、「バイオテロではないか?」と騒がれた時期がありました。新しい感染症が出現したら、自然発生的に生じたのか、それとも人為的にまかれたのかを見極める必要があります。前者であればいずれ収束するでしょうが、後者はバイオテロですから、日本を守るために徹底的な手段を講じる必要があります。

今、世界では「ヘルスセキュリティ」という言葉を使います。「セキュリティ」は安全ではない事象に用います。「ホームセキュリティ」という言葉も、もし空き巣や強盗が存在しないのであれば使われないですよね。つまり、健康問題は今や安全ではない。言い換えれば、バイオテロの脅威が実在しているからです。

「ヘルスセキュリティ」という言葉が使われ始めたのは、世界で初めてバイオテロが組織によって企てられたからで、この組織とはオウム真理教です。

オウム真理教は地下鉄サリン事件が有名ですが、ボツリヌス菌などを培養していました。バイオテロの専門家集団でもないオウム真理教が、ごく普通のマンションのキッチンでバイオテロの兵器を作製し、それを使用しようとしていたという事実は、世界を震撼させました。この事件を受けて、WHO、欧米諸国はバイオテロ専門部門を設立しました。

ところが当の日本はというと、世界から「日本はすごいことがあったんだね」と聞かれても、「そうなんですか」という調子でした。これらのやり取りは、『厚生労働省崩壊――「天然痘テロ」に日本が襲われる日』（２００９年、講談社）に書いています。

新型コロナは、海外での遺伝子解析などの結果、テロではないことがわかりましたが、日本はその解析を行う施設もスタッフもないので、海外の情報を確認する以外はありませんでした。

もりよのひとこと

平和ボケが国民を危険にさらしています。

63

少子化は日本の危機でしょうか？

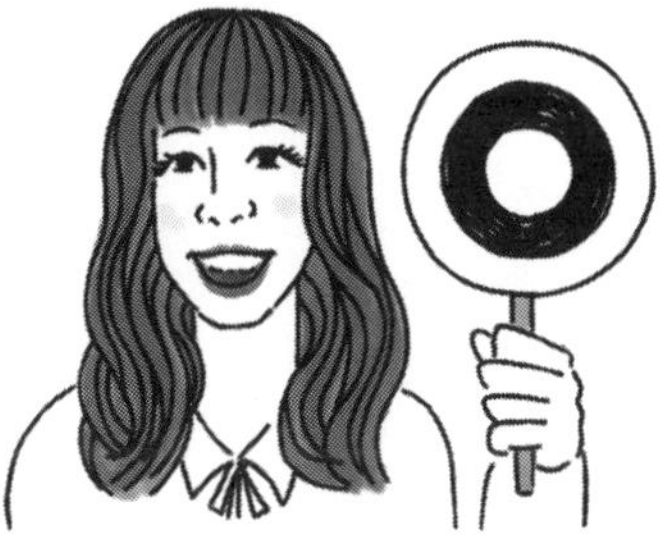

将来の日本の担い手を失うことは、大きな問題です。

今、日本は有事だと思います。感染症対策、エネルギー問題、防衛危機など、世界で起こっている事象に対して、日本だけが免れる状況にはありません。ところが、特に政治家は、今の状況を深刻に受け止めていないようです。新型コロナという感染症は私たちの生活を大きく変えました。新しい感染症だったので、多くの人は免疫を持たず、大きく拡大しました。新型コロナはこの先しばらく人間と共存していくため、人の動きを止めて感染を一時的に抑えても、いずれ感染者は出てきます。抑えれば抑えるほど感染症は追ってきます。それ故、強固に抑え続けたときのリバウンドは、そうでないときと比して大きくなります。

また、感染症を抑えることと、社会経済を動かすことは全く真逆の方向性ですので、感染症を抑えたとしても、社会経済が疲弊してしまいます。

社会経済の動きを止めたことの代償は、不況による自殺の増加と少子化という、国の根幹にかかわる医学的問題を引き起こします。私は流行当初、「重症化しやすい高齢者は医療キャパシティが整うまでの間、人との直接接触は避けることが自分たちの命を守ることになる。しかし、若年層はかかってもほぼ無症状か軽症なので、若年層には行動制限などさせず、若い世代で社会経済を回すべきだ。社会経済を止めることは、他の疾患による死亡の増加（自殺など）を助長するからしてはいけない」と訴えました。ですが、ほとんどの政治家やメディアは聞く耳を持ちませんでした。

政治家は高齢者が票田の主であるために、高齢者の自由を少しでも奪うような言葉は発したくなかったというのが本音なのではないでしょうか。

先日、政治家と「女性講演会にご高齢の２００人の女性支援者が来たときに、『自分の孫が今後、生活できなくなったらどう思いますか』と言ったら、彼女たちは少子化政策に対して絶対理解してくれますよね」という話をしました。

日本の将来を守るという強い意志をもって臨むのが政治家であり、高齢者のご機嫌をそこねて選挙に落ちたら大変だから」などと言う政治家が選ばれること自体、問題です。

「あなたたちはもうちょっと我慢してください。あなたたちのお孫さんが幸せに暮らせる国にしたいと思いませんか」と言ったら、高齢者も理解してくれるのではないでしょうか。

もりよのひとこと

少子化の加速は有事です。政治家の皆さん、しっかり向き合ってください。

64

医師の意見より自分の希望を優先してもいいものですか？

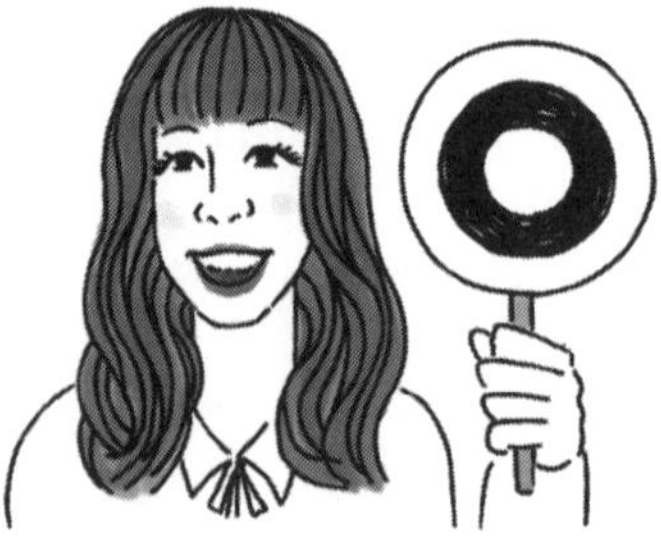

あなたの生き方を決めるのはあなた自身です。

病院で治療を受ける場合に大切なことは2つです。

①自分にとってよい医師かどうか。

②その医師が選択した治療が自分をハッピーにしてくれるものかどうか。

あなたの命や人生はあなたのものですから、医師に決めてもらうものではありません。自分の意志で判断して決めるべきです。

そのために、医師に遠慮せずにどんどん質問をしてみましょう。納得のいく説明をしてくれる、自分の意見に沿った治療方針を考えてくれる、「わからない」ことは「わからない」と言ってくる医師なら、信頼してよい医師だと私は思います。

もりよのひとこと

今よりハッピーになるために、医療の選択をして生きていきましょう。

65

キラキラして生きるには、ポジティブな気持ちが大事ですよね？

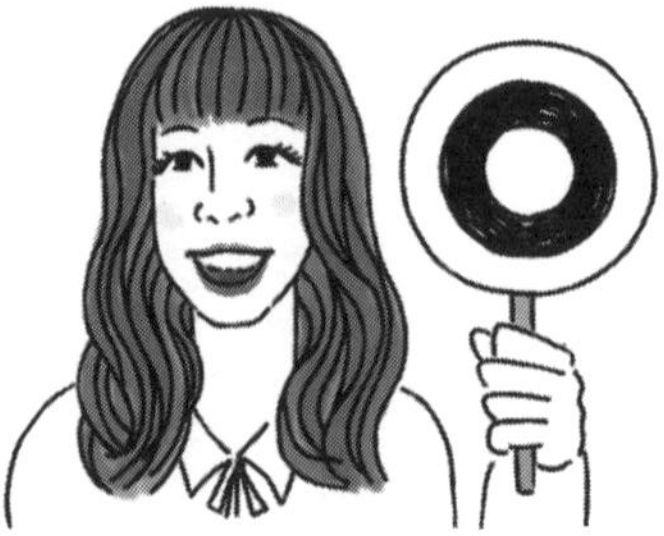

その通り！
体力、免疫力は大事ですが、人間は肉体だけで生きているわけではないのです。
Think positive!

古代ローマの詩人ユウェナリスは、「健全な精神は、健全な肉体に宿る」という有名な格言を残しました。これは「体を鍛えることが大切」と理解しがちですが、本来の意味はそうではなく、「健全な肉体を持っている人は、健全な精神を持っていたらよいのに」という希望と皮肉の表れとして使われたようです。

現在のような意味合いに彎曲《わんきょく》させて使用したのはヒトラーともいわれています。肉体美を尊んでいたヒトラーは、「こうした美しい肉体を持っている人は精神も健全だ」ということをアピールしたかったのでしょうか。

いずれにしても精神と肉体は切っても切り離せないものです。

私は体を動かすことが好きです。特に踊ることは自分の生きがいだと思っています。残念なことに、私は左足を傷め、やっと少し踊れるようになった!と思うたびにダンスを休まざるを得ないことを繰り返しています。

踊れないので、じっとしているのも忍耐の限界だ!と思い、あまり気の進まないジムに通い始めました。そこで出会ったのが、ヨガです。パワーヨガのクラスなのですが、私はこのクラスのヨガの先生が大好きになりました。

呼吸、アーサナ（ポーズ）、リアナ（メディテイション〈瞑想〉）が一連の流れで、できないものも多くありましたが（今もありますが）、自分でも何とかできるようになりたい！と思い、できるようになったアーサナがいくつかあります。その中で一番頑張ったのは、ヘッドスタンド、つまり逆立ちです。最初はでんぐり返しばかりになりましたが、今では立っていられるようになりました。

何より私が、このクラスで学んだことは、「知恵を使う」、「自分を客観的に見つめる」、「他人と比較しない」、そして、「ネガティブ志向は捨てる」ということです。

①身体を傷めているとき、無理に行って悪化させることはばかげているので、自分でどの程度可能なのかを判断する（「知恵を使う」）。

②自分は何が得意なのか、左右差があるのか気づく（「自分を客観的に見つめる」）。

③隣の人が高度な技を持っているから焦るということは愚か。その時の自分でできるオプションを行う（「他者と比較しない」）。

④メディテイションの際、クラスの中で最も自分が好きだったもの、楽しめたもの、嫌いなもの、不得意なものを思い浮かべ、嫌なものはクリーニングし、クラスの外に持

ち帰らない（「ネガティブ志向を捨てる」）。

メディテイションとは屍《しかばね》のポーズなのですが、ここで、思考をし、ネガティブ志向をクリーニングするのです「物の見方、考え方、think positive」という言葉が、横たわっている中で、最後にかならず聞こえてきます。

様々なヨガクラスがありますが、私は先生の人としての強さとやさしさ、生き方が感じられる、この言葉が大好きです。

そして、一緒にいてハッピーな人と一緒に過ごし、前向きにキラキラした生活を送りたいと私も思っています。

人との出会いは、どこに転がっているかわからないものです。「会えてよかった」と思える出会いをするには、ポジティブ志向が何より大切です。

もりよのひとこと

未来は過去でなく、今の延長線上にあります。

文献一覧

❖引用・参考文献

20－1　データからわかる―新型コロナウイルス感染症情報―　https://covid19.mhlw.go.jp

22－1　データからわかる―新型コロナウイルス感染症情報―　https://covid19.mhlw.go.jp

30－1　大竹文雄、小林慶一郎：第８波対策について　第20回（令和４年11月11日）新型コロナウイルス感染症対策分科会　参考資料８。

31－1　Barda N., et al., Safety of the BNT162b2 mRNA Covid-19 Vaccine in a Nationwide Setting. N Engl J Med 2021; 385:1078-1090. https://www.nejm.org/doi/10.1056/NEJMoa2110475?url_ver=Z39.88-2003&rfr_id=ori:rid:crossref.org&rfr_dat=cr_pub%20%200pubmed

34－1　Barda N., et al.,：Safety of the BNT162b2 mRNA Covid-19 Vaccine in a Nationwide Setting. N Engl J Med 2021; 385:1078-1090. https://www.nejm.org/doi/10.1056/NEJMoa2110475?url_ver=Z39.88-2003&rfr_id=ori:rid:crossref.org&rfr_dat=cr_pub%20%200pubmed

34－2　Shimabukuro TT, et al., Preliminary Findings of mRNA Covid-19 Vaccine Safety in Pregnant Persons. N Engl J Med 2021; 384:2273-2282. https://www.nejm.org/doi/full/10.1056/nejmoa2104983

34－3　Boettler T, et al., SARS-CoV-2 vaccination can elicit a CD8 T-cell dominant hepatitis. Journal of Hepatology Vol.77 Issue3 2022:653-659. https://www.journal-of-hepatology.eu/article/S0168-8278(22)00234-3/fulltext

34－4　Gloria Shwe Zin Tun, et al., Immune-mediated hepatitis with the Moderna vaccine, no longer a coincidence but confirmed. J Hepatol. 2022 Mar;76(3):747-749. https://www.journal-of-hepatology.eu/article/S0168-8278(21)02093-6/fulltext

36-1 Haas EJ, et al., Impact and effectiveness of mRNA BNT162b2 vaccine against SARS-CoV-2 infections and COVID-19 cases, hospitalisations, and deaths following a nationwide vaccination campaign in Israel: an observational study using national surveillance data. Lancet 2021; 397, ISSUE 10287, 1819-1829. https://www.thelancet.com/article/S0140-6736(21)00947-8/fulltext

36-2 Dan-Yu Lin, et al., Effectiveness of Covid-19 Vaccines over a 9-Month Period in North Carolina. N Engl J Med 2022; 386:933-941. https://www.nejm.org/doi/10.1056/NEJMoa2117128

36-3 Abu-Raddad LJ et al., Effect of mRNA Vaccine Boosters against SARS-CoV-2 Omicron Infection in Qatar. N Engl J Med. 2022 May 12;386(19):1804-1816. https://pubmed.ncbi.nlm.nih.gov/35263534/

36-4 Chemaitelly H, et al., Duration of mRNA vaccine protection against SARS-CoV-2 Omicron BA.1 and BA.2 subvariants in Qatar. Nature Communications vol.13 2022: 3082. https://www.nature.com/articles/s41467-022-30895-3

37-1 新型コロナワクチンの（生後6か月から4歳）乳幼児ワクチン接種について―鹿児島県南九州市　https://www.city.minamikyushu.lg.jp/hoken-yobou/20221029.html

39-1 Justin T., et al., NSAID use and clinical outcomes in COVID-19 patients: a 38-center retrospective cohort study. Virology Journal Vol.19, Article number: 84 (2022). https://virologyj.biomedcentral.com/articles/10.1186/s12985-022-01813-2#:~:text=Our%20study%20demonstrates%20that%20NSAID,ECMO%20in%20COVID%2D19%20inpatients.

39-2 Moore N et al., NSAIDs and COVID-19: A Systematic Review and Meta-analysis. Drug Saf. 2021 Sep;44(9):929-938. https://pubmed.ncbi.nlm.nih.gov/34339037/

39-3 結局、新型コロナに罹ったらロキソニンやイブプロフェンは飲まない方が良いのか（忽那賢志）https://news.yahoo.co.jp/byline/kutsunasatoshi/20200922-00197544

39-4 新型コロナに罹ったら、解熱薬としてロキソニンなどのＮＳＡＩＤｓは飲まない方が良い？（忽那賢志）

https://news.yahoo.co.jp/byline/kutsunasatoshi/20210306-00225993

45-1 木村もりよ、関沢洋一、藤井聡：高齢者と非高齢者の2トラック型の新型コロナウイルス対策について Policy and Practice Studies Vol.6, No.1, 2020.

48-1 関沢洋一：独立行政法人経済産業研究所（ＲＩＥＴＩ） エビデンスに基づく医療（ＥＢＭ）探訪 第4回「がん検診は効果があるか?-」https://www.rieti.go.jp/users/sekizawa-yoichi/serial/004.html

48-2 Welch HG,Less Medicine, More Health: Beacon; 2016

48-3 Esserman LJ., et al. Addressing overdiagnosis and overtreatment in cancer: a prescription for change. The Lancet Oncology 2014; 15: e234-e42.

58-1 厚生労働省ホームページ「健診・検診の考え方」https://www.mhlw.go.jp/file/05-Shingikai-10901000-Kenkoukyoku-Soumuka/0000124143.pdf

58-2 第4回特定健康診査・特定保健指導の在り方に関する検討会の概要 https://www.mhlw.go.jp/file/05-Shingikai-10901000-Kenkoukyoku-Soumuka/0000111245_3.pdf

59-1 関沢洋一：独立行政法人経済産業研究所 新春特別コラム ２０３０年の日本経済を読む ２０３０年の高血圧対応ビジョン https://www.rieti.go.jp/jp/columns/s20_0008.html

60-1 平成19年版 厚生労働白書 医療構造改革の目指すもの
https://www.mhlw.go.jp/wp/hakusyo/kousei/07/dl/0101.pdf

61-1 健康長寿社会の実現を目指した大規模認知症コホート研究（JPSC-AD）
https://www.eph.med.kyushu-u.ac.jp/jpsc/

❖その他：参考文献

・Baggett TP., et al., Prevalence of SARS-CoV-2 Infection in Residents of a Large Homeless Shelter in Boston. JAMA, 2020.

・Bao L., et al., Lack of Reinfection in Rhesus Macaques Infected with SARS-CoV-2. bioRxiv, 2020: p.2020.03.13.990226.

・Bi Q., et al., Epidemiology and transmission of COVID-19 in 391 cases and 1286 of their close contacts in Shenzhen, China: a retrospective cohort study. The Lancet Infectious Diseases, 2020.

・Britton TF., et al., A mathematical model reveals the influence of population heterogeneity on herd immunity to SARS-CoV-2. Science, 2020: Aug 14;369(6505):846-849.

・Bundgaard HB,, et al., Effectiveness of Adding a Mask Recommendation to Other Public Health Measures to Prevent SARS-Cov-2 in Danish Mask Wearers. Annals of Internal medicine. 2020

・Chen C., et al., Favipiravir versus Arbidol for COVID-19: A Randomized Clinical Trial. medRxiv, 2020: p.2020.03.17.20037432.

・Conarck B., When to use ventilators in COVID-19 cases? Some Miami doctors rethink their approach, in Miami Herald. 15 April 2020.

・Danis K., et al., Cluster of coronavirus disease 2019(Covid-19)in the French Alps, 2020. Clin Infect Dis 2020 Jul 28;71(15):825-832.

・Day M., Covid-19: identifying and isolating asymptomatic people helped eliminate virus in Italian village. BMJ 2020. 368: m1165.

・Dickson C., Doctors rethinking coronavirus: Are we using ventilators the wrong way?, in Yahoo News. April 8, 2020.

- Dong Y., et al., Epidemiology of COVID-19 Among Children in China. Pediatrics, 2020: e20200702.
- Emanuel EJ., et al., Fair Allocation of Scarce Medical Resources in the Time of Covid-19. N Engl J Med 2020 May 21;382(21):2049-2055.
- Ferguson NM., et al., Impact of non- pharmaceutical interventions (NPIs) to reduce COVID-19 mortality and healthcare demand. 16 March 2020.
- Foggo D., et al., Science clash: Imperial vs Oxford, and the sex smear that created rival Covid-19 studies in The Telegraph. 4 April 2020.
- Gudbjartsson DF., et al., Spread of SARS-COV-2 in the Icelandic Population. N Engl J Med 2020; 382:2302-2315.
- Guidet B., et al., Effect of Systematic Intensive Care Unit Triage on Long-term Mortality Among Critically Ill Elderly Patients in France: A Randomized Clinical Trial. JAMA, 2017. 318(15): 1450-1459.
- Guo Z-D., et al., Aerosol and Surface Distribution of Severe Acute Respiratory Syndrome Coronavirus 2 in Hospital Wards, Wuhan, China, 2020. Emerg Infect Dis. 2020 Jul;26(7):1583-1591.
- Hatchett R.J., Public health interventions and epidemic intensity during the 1918 influenza pandemic. Proc Natl Acad Sci USA, 2007. 104(18): 7582-7.
- He X., et al., Temporal dynamics in viral shedding and transmissibility of COVID-19. Nature Medicine 2020, volume 26: 672–675.
- Holmes E.A., et al., Multidisciplinary research priorities for the COVID-19 pandemic: a call for action for mental health science. Lancet Psychiatry. 2020 Jun;7(6):547-560.
- Holmes E.A., et al., Multidisciplinary research priorities for the COVID-19 pandemic: a call for action for mental health science. Lancet Psychiatry 2020 Jun;7(6):547-560.
- Ioannidis JPA., A fiasco in the making? As the coronavirus pandemic takes hold, we are making decisions without reliable data, in STAT. 17 March 2020.
- Ioannidis JPA., et al., Population-level COVID-19 mortality risk for non-elderly individuals overall and for non-elderly individuals without underlying diseases in pandemic epicenters. Environ Res. 2020 Sep;188:109890.

- Kissler S.M., et al., Projecting the transmission dynamics of SARS-COV-2 through the postpandemic period. Science, 2020: eabb5793.
- Launey Y., et al., Risk factors of frailty and death or only frailty after intensive care in non-frail elderly patients: a prospective non-interventional study. J Intensive Care, 2019. 7: 48.
- Lieberman D., et al., How do older ventilated patients fare? A survival/ functional analysis of 641 ventilations. J Crit Care, 2009. 24(3): 340-6.
- Lionel Piroth, et al., Comparison of the characteristics, morbidity, and mortality of COVID-19 and seasonal influenza: a nationwide, population-based retrospective cohort study. Lancet Respir Med 2021 Mar;9(3):251-259..
- Lo C-H., et al., Racial and ethnic determinants of Covid-19 risk. medRxiv, 2020: p.2020.06.18.20134742.
- LORD M., Sweden: Elderly should not be prioritized for intensive care in a crisis, in VOICE OF EUROPE. 12 April 2020.
- Lumley SF, et al., Antibody Status and Incidence of SARS-CoV-2 Infection in Health Care Workers. N Engl J Med 2021 Feb 11; 384(6):533-540.
- Mendes P.V., et al., Extracorporeal membrane oxygenation for severe acute respiratory distress syndrome in adult patients: a systematic review and meta- analysis. Revista Brasileira de terapia intensiva, 2019. 31(4): 548-554.
- Mizumoto K., et al., Estimating the asymptomatic proportion of coronavirus disease 2019(COVID-19) cases on board the Diamond Princess cruise ship, Yokohama, Japan, 2020. Euro Surveill. 2020 Mar;25(10):2000180.
- Modi C., et al., Total COVID-19 Mortality in Italy: Excess Mortality and Age Dependence through Time-Series Analysis. medRxiv, 2020:p.2020.04.15.20067074.
- Munro APS. and S.N. Faust, Children are not COVID-19 super spreaders: time to go back to school. Archives of Disease in Childhood, 2020: p. archdischild-2020- 319474.
- Nakayama K., et al., Interferon-gamma responses to mycobacterial antigens in Heaf-positive children. Lancet 2002.360(9342): 1335.

- NCIRS, Report: COVID-19 in schools the experience in NSW. 26 April 2020.
- Nishiura H., et al., Estimation of the asymptomatic ratio of novel coronavirus infections (COVID-19). Int J Infect Dis. 2020 May;94:154-155..
- Patrick GT Walker, et al., The Global Impact of COVID-19 and Strategies for Mitigation and Suppression. Imperial College COVID-19 Response Team, 26 March 2020.
- Santa Cruz R., et al., Mortality in Critically Ill Elderly Individuals Receiving Mechanical Ventilation. Respir Care, 2019. 64(4): 473-483.
- Sekine T., et al., Robust T cell immunity convalescent individuals with asymptomatic or mild COVID-19. Cell. 2020 Oct 1;183(1):158-168.e14.
- Sermet I., et al., Prior infection by seasonal coronaviruses does not prevent SARS-COV-2 infection and associated Multisystem Inflammatory Syndrome in children. medRxiv, 2020: p.2020.06.29.20142596.
- Sutton D., et al., Universal Screening for SARS-CoV-2 in Women Admitted for Delivery. N Engl J Med. 2020 May 28;382(22):2163-2164.
- Valley TS., et al., Association of Intensive Care Unit Admission With Mortality Among Older Patients With Pneumonia. JAMA, 2015. 314(12): 1272-1279.
- Valley TS., et al., Intensive Care Unit Admission and Survival among Older Patients with Chronic Obstructive Pulmonary Disease, Heart Failure, or Myocardial Infarction. Ann Am Thorac Soc, 2017. 14(6): 943-951.
- Verity R., et al., Estimates of the severity of coronavirus disease 2019: a model- based analysis. Lancet Infect Dis 2020 Jun;20(6):669-677. doi: 10.1016/S1473-3099(20)30243-7.
- Wang Y., et al., Remdesivir in adults with severe COVID-19: a randomised, double-blind, placebo-controlled, multicentre trial. Lancet 2020 May 16;395(10236):1569-1578.
- 矢野和美・他、肺炎で人工呼吸管理となった高齢者救急搬送患者の予後は悪い・日本臨床救急医学会雑誌 , 2018. 21(3): 528-533.

<著者略歴>

木村盛世（きむら・もりよ）

医師、作家、元WHOコンサルタント

筑波大学医学群卒業。米ジョンズ・ホプキンズ大学公衆衛生大学院疫学部修士課程修了。同大学でデルタオメガスカラーシップを受賞。米国CDC（疾病予防管理センター）プロジェクトコーディネーター、財団法人結核予防会、厚生労働省医系技官を経て、パブリックヘルス協議会理事長。

著書に、『誰も書けない「コロナ対策」のA級戦犯』（宝島社新書）、『新型コロナ、本当のところどれだけ問題なのか』（飛鳥新社）、『厚労省と新型インフルエンザ』（講談社現代新書）、『厚生労働省崩壊—「天然痘テロ」に日本が襲われる日』（講談社）、『なぜ日本は勝てるはずのコロナ戦争に負けたのか？』（和田秀樹氏との共著）、『日本復活！』（藤井聡氏、和田秀樹氏との共著）、『キラキラした80歳になりたい』（以上、かや書房）など。YouTube「もりちゃんねる。」は5万人以上登録。

わるい医者から命を守る65の知恵

2023年3月1日　　第1刷発行

著　者　木村盛世

発行者　唐津 隆

発行所　株式会社ビジネス社

〒162-0805　東京都新宿区矢来町114番地 神楽坂高橋ビル5F

電話　03(5227)1602　FAX　03(5227)1603

https://www.business-sha.co.jp

〈装幀〉荒木香樹

〈写真〉木村文俊

〈イラスト〉峰村友美

〈本文組版〉マジカル・アイランド

〈印刷・製本〉中央精版印刷株式会社

〈営業担当〉山口健志

〈編集担当〉近藤 碧

ISBN978-4-8284-2491-0